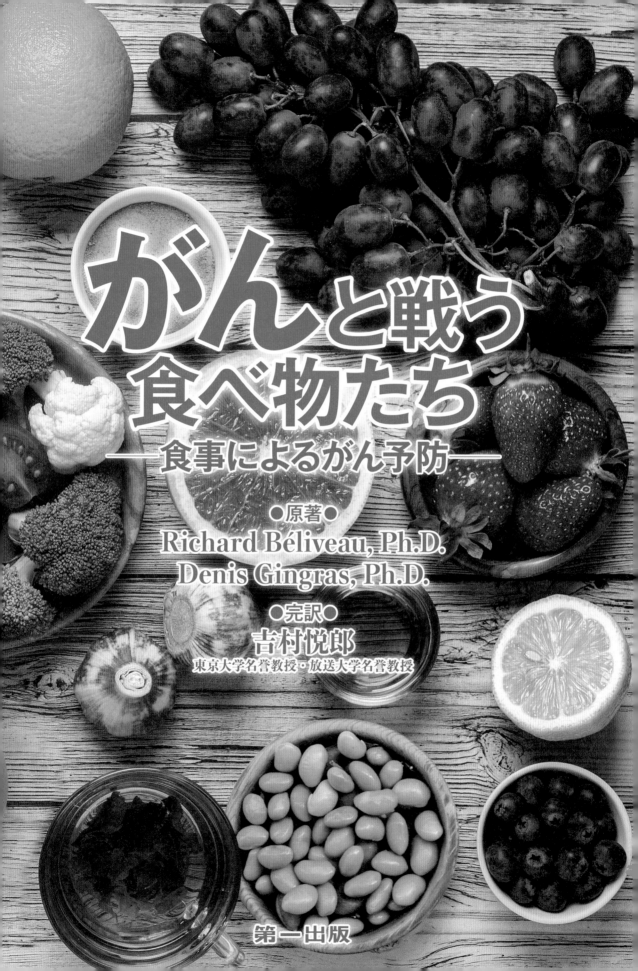

がんと戦う食べ物たち

―食事によるがん予防―

●原著●
Richard Béliveau, Ph.D.
Denis Gingras, Ph.D.

●完訳●
吉村悦郎
東京大学名誉教授・放送大学名誉教授

第一出版

【完訳者略歴】

吉村　悦郎（よしむら　えつろう）

1978年　東京大学農学生命科学研究科修了（農学博士）
2005年　東京大学大学院教授
2016年　東京大学名誉教授、放送大学教授
2023年　放送大学名誉教授

Richard BÉLIVEAU, Denis GINGRAS：
"LES ALIMENTS CONTRE LE CANCER"
(Nouvelle édition, Trécarré, février 2016)
© Les Éditions du Trécarré, Montréal, 2016
This book is published in Japan by arrangement
with Groupe Librex Inc., faisant affaires sous le nom d'Éditions Trécarré,
through le Bureau des Copyrights Français, Tokyo.

目　次

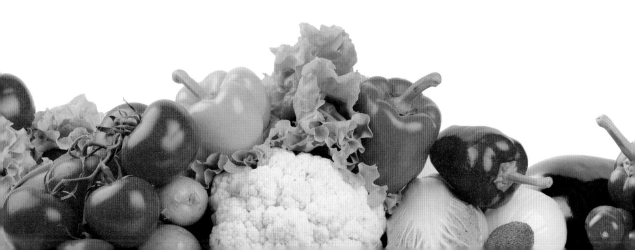

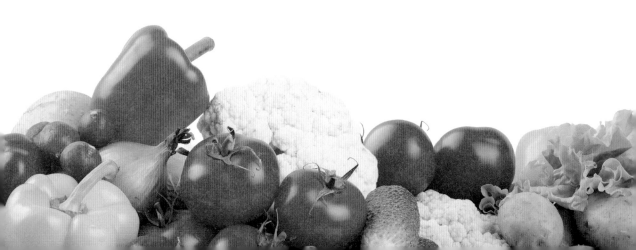

訳者まえがき

　がん、訳者がこの言葉に最初に接したのは小学生の時代にまでさかのぼる。級友の1人が下肢切断の後登校はしたものの、数か月で帰らぬ人となったときのことである。この言葉はあまり強くは気にかけないまでも、漠然と恐ろしいものとして頭の片隅には残り続けていた。

　遺伝子の本体が明確になり分子生物学が発展を遂げている現代では、がんの発症機構はかなり解明されてきて治療法も進んでいる。診断技術も進歩し、早期発見、早期治療が叫ばれていて、訳者がもつがんに対する漠然とした恐怖心は以前よりは薄らいできている。しかし、我が国では高齢化社会を迎えることも相まって、人口の半分は一生のうちにがんに罹患するといわれている。依然として、懸念される疾患であることに変わりはない。

　がんはどうして生じるのであろうか？我々の体は約37兆個の細胞からなっていて、このなかの1％は毎日新しい細胞に置き換わっている。細胞は複製することで新たな細胞を生み出すが、この際に遺伝子に変異が生じるのである。このような細胞は1日に数千個にも上る。また、たばこの煙や紫外線などの外的な要因によっても遺伝子に変異が生じる。このような変異が繰り返し生じ、細胞の機能が変化することでがんにつながっていくのである。一方で、我々の体には様々な防御機構も備わっていて、がんの発症を妨げている。つまり、我々は、遺伝子の変異とその影響の打消しのせめぎあいのなかに存在している。このような遺伝子の変異は細胞複製という生命の維持機構に付随したものであるので、がんの発症は生きているがための宿命ともいえよう。

　本書は、もともとはフランス語で書かれた"Les aliments contre le cancer : la prévention du cancer par l'alimentation"の英訳本、"Foods that fight cancer : preventing cancer through diet"を翻訳したものである。訳者がこの翻訳を思い立ったのは、ひとつには、この英訳本はがんの発症する機構を平易に記しており、生命科学の理論に頼らずに大方の理解ができるような工夫を施していることにある。また、もうひとつには、食材ががん予防に効果があるかどうかを、疫学調査に基づいて判断している点にある。食材に含まれる化学成分は吸収と代謝を受けてからがんになろうとしている細胞にまで到達するが、この過程はヒトそれぞれの遺伝子が微妙に異なることからある程度の確率性を帯びてくる。そのため、発がんリスクを科学的に評価するには疫学調査に頼らざるを得ない。さらに、生物科学の実験結果も併せて示していて、食品によるがん予防機構の論理的な理解を助けていることも挙げられる。

　野菜や果物は生産される国によって品種や栽培種が異なり、含まれる化学物質の含量には変動があるだろう。栽培条件によっても変化するかもしれない。しか

し、このような事実をさし引いても、この英訳本の内容はがんを予防するという観点から価値あるものに思われた。本訳本が我が国におけるがんの予防に少しでも貢献できれば幸いである。

英訳本の翻訳に関して、フランス著作権協会の小澤美奈氏に大変お世話になった。また、翻訳本の出版に関して、第一

出版株式会社の井上由香氏から適宜適切な助言や提言を頂いた。厚く感謝申し上げる。

令和5年5月
薫風に揺れるカーテンの下、まどろむ老犬のかたわらで。

第二版の序

近年、我々のがんに対する考え方は大きな変化を遂げている。長い間、がんは一夜で生じる破滅的な病気と捉えられていたが、今日では慢性的な病気として知られるようになっている。がんは、臨床的な段階に至るまでには数十年の年月を要するのである。我々は皆、未熟な腫瘍を体内にもっている。この腫瘍はがんになる可能性が高い前がん細胞というべきものであるが、最近の研究はこの前がん細胞の進展を遅らせる可能性を示している。質の高い生活習慣を実行することで、変異を蓄積し前がん細胞が成熟した段階へと進展するのを防ぐことができるのである。したがって、がんを防止する主要な方法は、がん細胞が発生するのを阻止するのではなく、むしろその進行を遅らせることにある。そうすることで、前が

ん細胞は80、90年の人生の間には成熟段階には到達できない。

ここ10年間での研究で、欧米の国々の食習慣が我々の社会におけるがんの高い発症率の主な原因であることが確認されている。欧米式の食生活——砂糖、肉類、超加工食品が多く、植物性食品が少ない——に倣っている国では、例外なく肥満、糖尿病、それに数種類のがんの驚くような増加に対応を迫られている。

このような状況の深刻さに鑑みると、最新の研究成果を取り入れて本書の全面的な改定を行うことが必要と思われる。がんを予防できる可能性があることは、第一線の注目に値する。食生活を含んだ生活習慣を変えるだけで、がんの3分の2は防ぐことができるのである。

初版の序

　がんは現代医学の進歩に反抗し続けている。40年以上にわたる精力的な研究を経ても、がんは未だ謎多き殺人者であり、毎年数百万人の人々が早世する原因になっている。現在ではいくつかのがんでは治療が十分な効果を上げてもいるが、他の多くは依然として治療が困難なままで、働き盛りの人々の主要な死因になっている。現在もそしてこれからも、抗がん剤治療の効果を高める新たな方法の探求は重要な課題である。

　本書の目的は、現在入手可能な科学研究の概要を紹介することにある。これらの研究は、特定の食品を取り入れるように我々の食生活を変えることで、がんは種類によっては防止が可能であることを強く示唆している。このような食品は、腫瘍の発生源で腫瘍と戦い、またその増殖を防止する物質を含むのである。自然は、強力な抗がん作用を持ち、有害な副作用を引き起こすことなく、この病気に立ち向かう物質を含んだ食品を数多く生み出した。多くの点で、これらの食品は合成された医薬品と同等の治療効果を発揮する。この特徴を表すために、ニュートラシューティカルという言葉を提案したい。我々は、多くの食品のなかに存在する天然の抗がん剤の紛れもない武器を配備することができる。これは、現在使用されている治療を補完するものでもある。この配備を実行することで、我々が有利になるように確率を変えることが可能になっている。ニュートラシューティカルを常食することで、多くの種類のがんの発生を実際に防ぐことができるのである。

第1部

がんは強敵

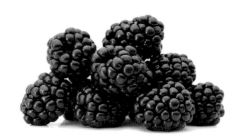

第1章　がんによる災禍

人生におけるほとんどの不幸は、自分に関する事柄について、
誤った考え方をするところから生じる.

スタンダール, 日記 (1801〜1805年)

数字で見るがん

　航空機事故による死を怖がる人もいれば、サメや落雷に恐れを感じる人もいる。人間というものは、自身の手に負えない出来事から生じる災禍にとくに恐怖を覚える動物のようである。しかし、これらの極端な災害にどこかで遭遇するリスクは、我々の日常生活で生じるリスクと比べると低いものである (表1)。たとえば、肥満の人が早世するリスクは、航空機事故で死亡するよりも、およそ100万倍は高い傾向にある。また、生涯において雷に打たれるよりも少なくとも30万倍はがんに罹る可能性があり、この確率は喫煙のようなリスクの高い行動をとっているとさらに高くなるであろう。

表1　我々が恐れる恐怖…そして、その実情	
恐怖	実情
サメの襲撃による死亡	2億5,200万分の1
航空機事故による死亡	300万分の1
落雷事故	100万分の1
食中毒による死亡	10万分の1
交通事故による死亡	7,000分の1*
食中毒の罹患	6分の1
肥満による早死	5分の1
心臓病の発症	4分の1
がんの罹患	3分の1
喫煙が原因となる死亡（喫煙者）	2分の1

＊25歳から34歳の成人
The Book of Odds (2013) より改変.

　我々が向き合わなければならない今ある脅威のなかで、がんは紛れもなく恐怖の的になっている。つまり、5分の2の人は75歳までにこの病気に罹るだろうし、4分の1の人はがんの合併症で命を落とすだろう。毎年、世界中では1,000万人ががんになり、700万人がこの病気で死に至る。これは、世界中で記録された死亡者の12％に及ぶ。そしてこの状況は今よりも良くなることはないだろう。なぜならば、人々は徐々に高齢化しつつあるので、毎年1,500万人ががんと診断されると予想されるからである。北アメリカだけでも現在1,000万人の人々ががんに罹患したまま生活を送っていて、60万人の人々は次の年には命を落とすに違いない。この惨劇の状況を把握するには、満員の乗客を乗せたボーイング747機が毎日4機墜落する様子や、ワールドトレードセンターのツインタワーが1週間に3回崩落する様子を伝えるテレビニュースを想像してみればよいだろう・・・。がんに罹った人々を治療するのに年間1,800億ドル費やしているのは言うまでもなく、この費用は次の年にはただただ上昇するだけと推定される。これらの数値は、がんが突き付けた公衆衛生上の深刻さを物語るとともに、この病気により社会が被る不利益を減少させる新たな生活様式を探し出すことの必要性を示している。

　このような統計はさておき、がんは

我々から身近のかけがえのない人を奪っていく何よりも悲惨な出来事である。子供を母親と父親から奪い去り、子供を失ったことで途方に暮れる両親には決して癒えることのない心の傷を残していく。愛するものを失ったことからくる不公平感と怒りに満ちた、言いようもない感情が沸き上がる。これは、悪運に打ちひしがれた被害者、あるいは避けることのできない不運な無差別攻撃に晒された犠牲者になった感覚とでもいうべきものであろうか。がんは我々の愛しい人の命を奪うだけでなく、我々はがんを克服できないのではないかという懸念さえ抱かせる。

　がんが現実のものになったときのこの脱力感は、がんの原因に関する世論調査に如実に反映されている。一般に人々は、がんは自身では気を付けようもない原因で生じる病気と考えている。すなわち、89％の人はがんは遺伝的な要因で生じると考えており、80％以上の人は産業汚染や食品の残留農薬などの環境因子の影響が大きいと信じている。生活習慣の観点からは、圧倒的多数の人（92％）が喫煙をがんと関連付けているが、食事ががん発症リスクに影響していると考えているのは半数以下でしかない。総じて、人々はがんを防ぐ可能性についてかなり悲観的な見方をしていて、半数の人は到底防げそうにないか、あるいは不可能なものとすら考えている。喫煙以外にもがんが発症する要因が明らかになっている現状を踏まえると、一般の人々がこのような見解に至った過程は憂慮すべきものであり、また正確な情報が広がるような方策を検討すべきである（囲み記事1、pp.10〜11）。

がんの世界地図

　がんの発症率を世界の国々で調べると、生活様式ががんの発症に影響していることが鮮明になってくる（図1）。がんは世界中至るところに一様に生じているわけではない。世界保健機関（WHO；

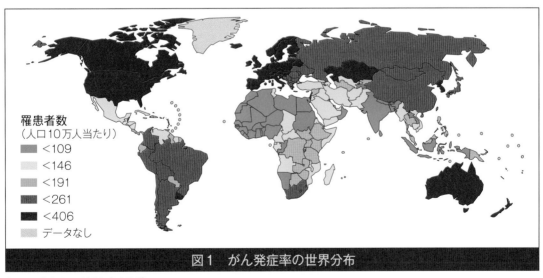

罹患者数
（人口10万人当たり）
　<109
　<146
　<191
　<261
　<406
　データなし

図1　がん発症率の世界分布

GLOBOCAN 2004 (IARC).

World Health Organization）から出版された最新の統計*1によれば、北アメリカ、オーストラリア、それにヨーロッパなどの工業化が進んだ国々では、住民10万人当たり250件以上の症例となっていてがんの発症が最も深刻である。これとは対照的に、インド、タイなどのアジアの国々では10万人当たり約100件の症例で、発症率はかなり低い。

　がんは国ごとに発症率が異なるだけでなく、生じている種類もそれぞれの国に特徴的なものになっている。一般に、肺がんは喫煙が主な原因なので、世界中で最も普遍的であり最も均一に分布している。したがって、これを除くとアメリカのように欧米の工業化が進んだ国々で高頻度にみられるがんは、アジアの国々で生じているがんとは種類が全く異なる。アメリカやカナダでは、肺がんのほかに主要なものは、結腸がん、乳がん、前立腺がんであるのに対して、アジアの国々では、これらのがんの発症率は、胃がん、食道がん、肝がんの発症率よりもはるかに小さい。このように、東洋と西洋における発症率の実情には、著しい違いがある。例を挙げると、アメリカのある地域では、10万人の女性のうち100人以上が乳がんを発症しているが、これに対してタイでは10万人の女性のうち8人しか発症していない。また、同じことが結腸がんでもいえる。西洋のある地域では10万人の中の50人が結腸がんを発症しているが、このがんはインドでは10万人の中の5人にしか生じていない。西洋諸国におけるもう一方の主要ながんである

前立腺がんでは、この隔たりはさらに大きい。つまり、西洋人の男性が発症するよりも日本人男性では10分の1、またタイ人男性では100分の1も少ない。

　このようながんの発症率の極端な相違は、遺伝的な素因ではなくそれぞれの生活様式の差異によることが移民での研究で確かめられた。その例として、日本に住んでいる日本人とハワイに移住した日本人のがんの発症率をハワイの先住民のものとを比較したのが図2である。前立腺がんをみてみると、このがんは研究が行われた当時には日本ではありふれたものではなかったが、移民により発症率が10倍程度増加しハワイの先住民のほぼ半分くらいになっている。同様の状況が日本人の女性にもいえる。彼女たちの乳がんと子宮がんは本来は低い発症率であったが、移民で生活様式が変化したことでずいぶんと上昇した。

　ここで示した発症率の変化は、極端な例を表しているのではない。むしろその逆で、同じような結果が様々な社会で生活をしている人々の調査から得られている。ひとつだけほかの例に触れておこう。それは、アフリカ系アメリカ人とイバダン（ナイジェリア）に住むアフリカ人におけるがんの発症率の比較である（図3）。繰り返しになるが、アフリカ人のがん発症率は、アフリカ系アメリカ人のがん発症率とは著しく異なっている。つまり、前立腺がんはアフリカに住んでいる人よりもアメリカに住んでいる人のほうが数倍高いのである。前立腺がんを除いたがんにおいて、アフリカ系アメリカ人

---

*1［訳者注］現在の最新版はGLOBOCAN 2020（IARC）である。

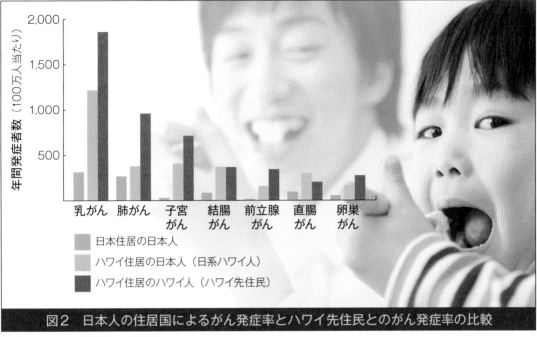

図2　日本人の住居国によるがん発症率とハワイ先住民とのがん発症率の比較

Doll and Peto (1981) より改変.

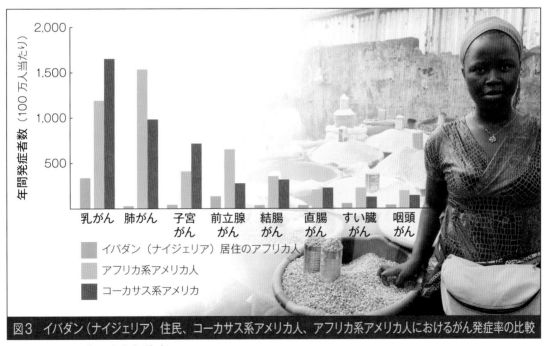

図3　イバダン（ナイジェリア）住民、コーカサス系アメリカ人、アフリカ系アメリカ人におけるがん発症率の比較

Doll and Peto (1981) より改変.

のがん発症率はコーカサス系（白人）ア
メリカ人のものとほとんど同じであり、
それはナイジェリア居住のアフリカ人の

がん発症率とは完全に異なっていた。こ
れらの研究は、ほとんどのがんは遺伝性
の因子により生じるのではないという動

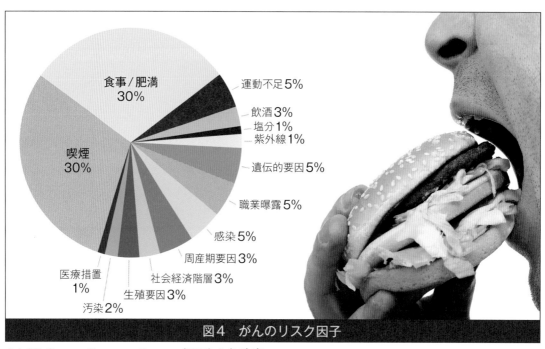

図4　がんのリスク因子

食事/肥満 30%
運動不足 5%
飲酒 3%
塩分 1%
紫外線 1%
遺伝的要因 5%
職業曝露 5%
感染 5%
周産期要因 3%
社会経済階層 3%
生殖要因 3%
汚染 2%
医療措置 1%
喫煙 30%

AACR Cancer Progress Report (2011) より改変.

かぬ証拠を突き付けただけでなく、この病気の発生には生活様式が本質的な役割を担っていることを浮かび上がらせた点でも大変興味深いものである。

ところで、移住者のがん発症率が急激に増加したのであるが、この健康への悪影響はどうして生じたのであろうか？ 現在までに行われたすべての研究は、移住者が本来の伝統的な食習慣を放棄して移民国の食文化へ速やかに適応したことを指摘している。つまり、ここで示した二つのケースでは、このような食文化の変化が悪影響を及ぼしたのである。たとえば、欧米に移住した日本人は、複合糖質や野菜が多く脂肪が少ない模範的な食事から砂糖、タンパク質、および動物性脂肪の多い食事に変更してしまったのである。

さらに、移民とは全く別問題であるが、日本人の食習慣は過去50年の間に大き

な変貌を遂げていて、これもがん発症に食習慣が影響していることを裏付けている。たとえば、ほんの40年前には日本における肉の消費は非常に稀であったが、近年に至ると7倍以上に増加している。これにより、大腸がんの発症率が5倍高まり、西洋でのレベルに匹敵するようになっている。西洋の生活様式を取り入れることにより、多くのがんの発症者が明白に増加していることは、頭に入れておくべきである。

がんの実際の原因

全体的にみると、以上に示した結果はほんの一握りのがんが遺伝や環境汚染、あるいはウイルスへの感染のように本人にとっては不可抗力の因子によることを示している（図4）。逆に、米国癌学会（AACR：American Association for Cancer Research）を含むがんの研究機

関は、約70％のがんの発症に対する直接的な原因として、喫煙、運動不足、肥満、食事の内容、ならびに、アルコールや睡眠薬の不適切な使用などの、人々の生活様式に直接的に関係した因子を挙げている。

がんの原因に関する我々の誤解を見直すことは大切である。というのも、そうすることでこの病気を不治の病としてきた我々の思い込みを修正し、そして問題を別の角度から取り組む動機となるからである。がんの3分の2が遺伝子以外の要因で生じ、それが生活習慣によるものとしたら、生活習慣を変えることで3分の2のがんを避けることができることを暗示してはいないだろうか？

これは、がんに罹患するリスクに対する生活習慣の影響について、何百、何千もの研究を科学者たちが精査して到達した結論である。世界がん研究基金（World Cancer Research Fund）、米国がん協会（American Cancer Society）、カナダがん協会（Canadian Cancer Society）などのがんの研究機関で行われた精密な分析により、がんのリスクを上昇させる生活様式の鍵となる因子が10項目特定されている（表2）。そしてこのリスクを低下させるための行動をとることにより、我々の社会におけるがんの発症者を有意に減少させることが可能になると思われる。一般によく知られていることであるが、重要なのはタバコの煙、アルコールや紫外線などのがんを生じる要因からの曝露を最小限までにとどめることである。タバコだけで、がん全体の3分の1の原

因となっており、喫煙者では肺がんをはじめとして15ほどのがんのリスクが大きく高まる。一方、アルコールと紫外線は特徴がよく知られているがんの誘発因子で、それぞれ消化器系と皮膚のがんを誘発する。

食生活の乱れや太りすぎが、がん発症のリスクにつながる重大な原因となっていることは、あまり知られていない。植物性の食品の摂取不足、それに、砂糖や脂肪含量の高い食品、過剰の赤肉[*2]と加工肉、塩分含量の高い食品の摂取はすべて過体重や運動不足とともに発がんリスクの増加に関係している。つまり、食事と体重に影響を与える生活習慣は、すべてのがんのおおよそ3分の1に関わっていると推定されている。この値は、今日までに報告された中で最大のがんの発症要因とされているタバコと同等のものである（図4）。消化器系（食道、胃、結腸）のがんで亡くなった人のうち、現代の食生活が直接関連していたがんの割合は、実際には70％に上るであろう。我々が毎日食べている食品は、このようにがんを発症するリスクに多大な影響を及ぼしている。このため、がんが我々の社会にもたらしている災禍を減少させたいと願うなら、現在の食習慣を完全に変更する必要がある。

食事のがんに対する影響

食事がどのようにしてがんの発生に関係してくるのかを知りたいならば、現代の食事が過剰と欠乏との両極端にどれほど偏っているのかを最初に理解する必要

*2［訳者注］牛、豚、ヒツジなどの哺乳動物の肉をいう。

表2　がんのリスク因子とその対策

	リスク因子		がんの研究機関による推奨
発がん物質	喫煙		禁煙を実行する。
	過剰のアルコール		アルコールの飲用を、男性はグラス2杯に、女性は1杯に限る。
	紫外線の過剰な曝露		不必要な日光を浴びるのを避けることで肌を太陽から守る。人工的な紫外線（日焼けマシン）の照射を避ける。
食事と体重の管理	運動不足		毎日、30分以上の運動を行う。
	植物由来の食品の不足		多種類の野菜や果物、豆類、全粒粉からなる食品を多く摂る。
	太りすぎと肥満		BMIが21から23の間になるように維持する。
	超加工食品（ジャンクフード）		炭酸飲料を避け、糖分や脂肪分が多いエネルギー密度の高い食品をできるだけ避ける。
	過剰の赤身肉と加工肉		赤身肉（牛肉、ラム肉、豚肉）を週18オンス（500g）程度に制限し、魚、卵、植物性タンパク質に置き換える。加工肉は最少限にとどめる。
	塩分過多		塩蔵された製品（たとえば、塩漬け魚）や塩分が高い食品の摂取を控える。
	サプリメントの摂取		悪い食生活をサプリメントで代用しない。複数の食品の組み合わせで生じる相乗効果のほうがはるかに優れている。

がある。欧米では、食事を摂るという行動は、単に生存のために必要なエネルギーを体に供給する手段としてみなされがちである。言い換えると、食事はカロリーが中心であり、野菜や果物などのエネルギー含量の低い食べ物はほんの限られた役割しかないと考えられていた。この傾向は、我々の周りのあちこちで砂糖と脂肪が過剰に含まれた超加工食品が溢れるようになってきたことで悪化の一途をたどっている。それは、我々を過食へと促し、体脂肪の過剰な蓄積へと向かわせている。現代の欧米の食事は、人の食事のまさに本質であった、ほんの10世代前のものとは全くの別物である。つまり、今日の食事では、脂肪は少なくとも2倍あり、飽和脂肪酸は不飽和脂肪酸に比べてはるかに高い比率となっている。また、食物繊維は高だか3分の1で、複合糖質を補うために過剰量の単純糖質が含まれていて、植物に含まれる必須元素は濃度が低い。

このような食事は健康維持にとっては最悪の組み合わせであり、がん発生を助長するには最適のものである。一方では、過剰のカロリー摂取は体重を増加させ、

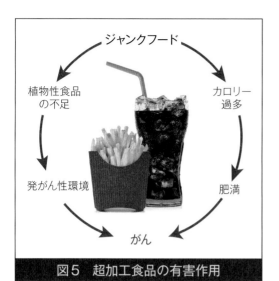

図5　超加工食品の有害作用

多くの研究が示すように過体重や肥満*3がいくつかの種類のがんのリスクの増加につながっている（図5）。他方では、植物由来の食材の消費が少ないことは、数千種類の抗炎症化合物や抗がん化合物が体に入り込まないことを意味している。これらの化合物はがん細胞の発達を妨げ、数種類のがんの発症率を減少させることが可能であるのに。

　我々は、世界中でこのような食生活が示す負の影響をリアルタイムで目撃している。伝統的な食習慣に北米風の食習慣を取り入れた国々では、どこも肥満と結腸や前立腺のがん、さらに心臓病などの疾病が急激に上昇している。以前には、これらの病気は比較的稀にしかみられなかったのにもかかわらず。

　この種の食事は、その過剰さ、単調さ、そして独創性の欠如だけではなく、健康に対する著しい悪影響にとくに懸念すべきである。今日では、我々はゴールデンアワーのテレビでいつも繰り返し流れるファストフードのセットメニューの販売促進のための広告をなすがままに受け入れている。このメニューには、巨大なハンバーガー、フライドポテトと特大のソフトドリンク、トランス脂肪酸とアクリルアミドが入ったポテトチップス、それにスナック菓子が含まれている。このような食事を取り入れることは、将来の世代が健康問題に対処するために負担する多額の費用を甘受することを意味している。

　このような食事を根本的に変えることは、欧米の人々に生じているがんの発症者数を減らそうとする戦略の中で最優先となる策略である。幸いなことに、自身の食習慣を変えたいと考えている人は徐々に増えつつあり、彼らは本当に健康的な食材でつくられた、優れた品質の食品を以前よりも数多く利用できるようになっている。圧倒的に多数のスーパーマーケットは、今ではこれらの食品を優先的に陳列した売り場を設けている。さらには、多くのスーパーマーケットでは、30年ほど前にはほとんどが知りもされていなかった世界各国の料理に用いる食材が、入手できるようになっている。実際のところ、グローバリゼーションは欧米の生活様式を取り入れた人々では弊害があったかもしれないが、一方では、欧米の人々は他の国々から伝統的な料理が広がることで恩恵を被っている。健康な食事を摂り、がんのような深刻な病気から身を守りたい人々にとって、欧米の

---

*3［訳者注］肥満は体重が多く脂肪組織が過剰にある状態で、過体重は身長に見合った体重以上であることをいう。

ジャンクフードに代わる食べ物が確実に存在している。

この本の目的は、健康な食生活を提案するものではない。食生活の基本原理を述べた良書は数多く出版されていて、そこからタンパク質、脂質、糖類、さらには、ビタミンとミネラルをバランスよく摂取する方法を知ることが可能である。それよりも、我々は食べ物によっては発がんリスクを本当に減少させることが可能であることを紹介したいと願っている。がんと戦うことを目論んだ食事には、植物由来の食品がもっている、十分に確立された機能が基本的な要素として含まれているのは当然であろう。一方で、最新

の研究からは特定の食材が抗がん化合物をとくに多く含んでいて、それゆえ野菜や果物の摂取量を多くすることも大切ではあるが、その種類の多寡も重要な因子であることが示されている。この事実を伝えたいのである。このことは、1日に最小限5皿の野菜や果物を摂取さえすればよいという杓子定規な行動を勧めているのではない。がんの発症を最も抑制する可能性のある野菜や果物を慎重に選ばなければならないのである。抗がん化合物を多く含む食品の摂取を基本とした食生活は、がんを追い払うのに必須の武器である。

薄れゆく遺伝子情報

がんが遺伝する可能性は、多くの人が考えているよりはずっと小さい。遺伝的に受け継がれる欠陥遺伝子は確かに存在し乳がんや卵巣がんのリスクを高めたりするが、これらの遺伝子は非常に稀であり、現在までに行われたすべての研究では影響はあまり大きくないことが示され

ている。遺伝的影響が小さいことは、一卵性双生児と二卵性双生児におけるがんの発症率の比較で例示される。もしも、がんが遺伝するのなら、一卵性双生児はお互いが同じ遺伝子をもっているので二卵性双生児よりも同じ病気に罹る可能性が高くなるはずである。しかし、ほとんどのがんでこのような結果は認められていない。双子のうちの一人ががんに罹った場合、二卵性双生児に比べて一卵性双生児では同じがんへの発がんリスクの増加は15％未満でしかない（図6）。同じように、一卵性双生児で同じような時期に白血病に罹患するのはかなり稀である。同じ遺伝子をもっているにもかかわらず、

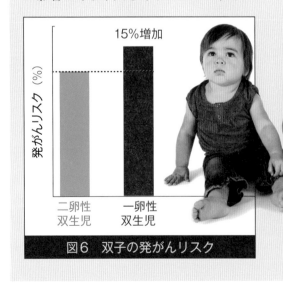

図6 双子の発がんリスク

（図中）15％増加　発がんリスク（％）　二卵性双生児　一卵性双生児

同じ時期に白血病を発症するのは、5〜10%でしかない。

がんの発症に遺伝の影響が少ないことは、幼児期に養子に出された子供の研究結果からも明らかになっている。実の両親の1人が50歳になるまでにがんで死亡した場合、子供が

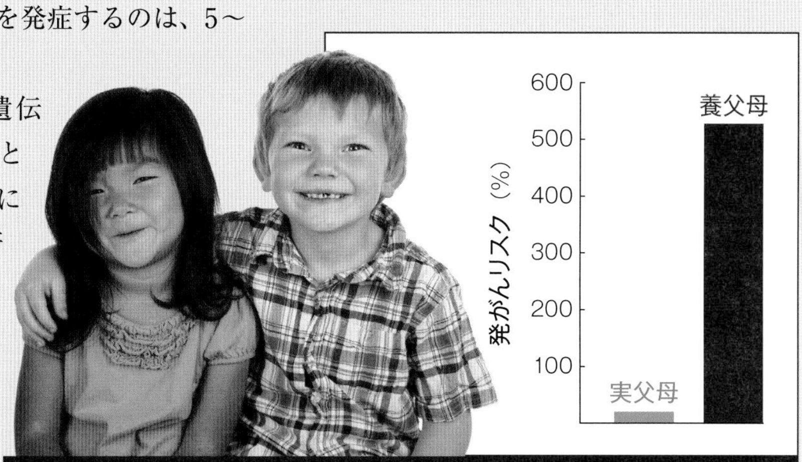

図7　養子のがん発症率に対する養父母の影響

この病気に罹るリスクは約20%増加する。一方、養父母の1人ががんで早死にした場合、養子のがんのリスクは、500%と大幅に増加した（図7）。言い換えると、養父母との生活のなかで身に付けた習慣（食事、運動、喫煙）のほうが、実の親から受け継いだ遺伝子よりも、がんのリスクに対してはるかに大きな影響を及ぼしている。

欠陥遺伝子が遺伝によって伝えられる場合でも、生活習慣はがんのリスクに大きな影響を与える。たとえば、BRCA1[*4]遺伝子とBRCA2遺伝子に欠陥をもつ女性は、一般の人よりも乳がんのリスクが

8〜10倍に高まり、卵巣がんのリスクは40倍高くなる。一方、この欠損遺伝子をもつ女性が50歳までに乳がんに罹るリスクを比べると、1940年以前に生まれた人での24%から1940年以降に生まれた人での67%と、3倍に上昇している。このリスク増加を決定付けるのは、第二次世界大戦後に生じた生活習慣の大きな変化（運動量の減少、食品の工業化、肥満の増加）によると考えられる。全体として、遺伝で伝わる欠陥遺伝子が原因となるがんはおよそ15〜20%と推定されていて、ほとんどは外的要因、おそらくは生活習慣に関係したものと思われる。

---

*4 ［訳者注］乳がん感受性（breast cancer susceptibility）の略。

要約

- 人々の生活様式ががん発症リスクに深く関わっている。
- 約3分の1のがんが食事に直接関係している。
- 野菜や果物が多く含まれた多彩な食事とともに体重超過にならないように制限されたカロリーの摂取は、がんに罹るリスクを大幅に低減するための簡単で効果的な方法である。

第2章　がんとは何か？

彼を知り己を知れば百戦殆（あやう）からず．

孫子，兵法

がんに対する研究には10億ドルという多額の費用をかけ、数十年にもわたる血のにじむような努力が重ねられているが、多くのがんは治療が不可能のままである。また治療が可能になったとしても、患者の生存期間は期待に満たないことが多い。時には新しい治療薬が関心を集めたりもするが、それらは思っていたよりも効果が低かったり、あるいは全く効果がないことさえある。どうしてがんの治療はこれほど難しいのであろうか？　これは、この病気と戦うことが期待される新たな方法を議論する前に、熟慮しておかなくてはならない大切な問題である。

我々の周りの人々で考えてみると、必ずしもその人々の生い立ちや半生まで遡るまでもなく、個々人の性格、野心、長所と短所などの個性のあらましを知りうることが可能である。この章は、このような全体像をみる方式で話を進めていこう。具体的には、がん細胞の“個性”の概略だけを手掛かりとして、がん細胞が周りの組織を侵略し人の生命の脅威となる分岐点に至るまでのがん細胞の野心を探ることになる。大切なのは、どうしてこのような侵略ができるようになるのかを解き明かし、がんから身を守るためにその弱点を突き止めることにある。がんの本質を理解することは、がんは敵としてどれほど恐ろしいものか、さらにはがんからの攻撃を避けるための最大限の注意を払いながら、どのようにして取り掛

かるべきかを気づかせてくれるであろう。しかし、がんの弱点を利用してがんを寄せ付けないようにすることを学ぶことが最も重要といえる。

諸悪の根源、それは細胞

細胞は、地球上で生命活動を行っているすべての生物の基礎となる単位である。細胞が1個だけの最も下等な細菌（バクテリア）からヒトのように37兆個以上の細胞を含む複雑な生き物までが存在する。この小さな構造物は $10 \sim 100\,\mu m$（$1\,\mu m$ は $1\,mm$ の1,000分の1）の大きさでしかないが、まさに自然がつくりだした最高傑作といえる。その中に秘められた謎を解き明かそうとする科学者は、その未曽有の複雑さに驚かされ続けている。細胞はその謎のすべてが解き明かされたというにはほど遠い。しかし、我々はその機能のいくつかの破壊が、がん発生の決定的な要因となっていることをすでに理解している。科学的見地からは、がんは何はともあれ細胞の病気なのである。

分かりやすくするために、細胞を都市になぞらえてみよう。この都市では労働者が最適な環境で仕事ができるように、社会に必要な機能が異なった場所に配置されている。がんの発生には、細胞内の四つの主たる構成要素が中心的な役割を担っている。

●核

　これは細胞の図書館で、そこには都市の機能を支配するすべての法律——遺伝子——が保管されている（図8）。細胞にはおよそ25,000の条文が存在し、分厚い印刷物に収められている。この文章はDNAといわれるもので、A、T、G、Cの四つの文字だけからなる独特の言語で記載されている[*5]。細胞は環境に生じているすべての変化に対して、適切に機能し応答するためのタンパク質を産生しなければならない。条文はこの際の細胞のふるまうべき任務が記されたマニュアルであり、その読み取りが重要になる。たとえば、細胞が糖類を使い果たしてしまったという警告シグナルを発した場合、糖類を取り込むことに特化した新しいタンパク質の合成を認可する条文がすぐさま読み取られる。その結果、十分量の糖類が補給され、細胞が生き残ることができるのである。しかし、このような条文に誤りが生じると、合成されたタンパク質はもはやその機能を正しく発揮することができない。このような誤りが、がんの発生につながってくる可能性がある。

●タンパク質

　タンパク質は都市の"労働者"で、細胞同士が結束を維持していくのに必要な機能のほとんどを担っている。たとえば、血流からの栄養素の取り込み、外部環境の変化を細胞に通知するメッセージの伝達、エネルギー産生のための栄養素の変換、などが挙げられる。タンパク質のいくつかは酵素である。これは、細胞の技術者で、不要物から細胞が生きていくのに必要な物質をつくり出す能力をもっている。また、多くの酵素は他のタンパク質の機能を巧妙に変化させることで、細胞が環境に生じたいかなる変化にも迅速に適応できるように働いている。細胞は、これらの酵素の合成を規定している条文が本来の条文と寸分たがわぬことを常に監視しておく必要がある。誤った条文の

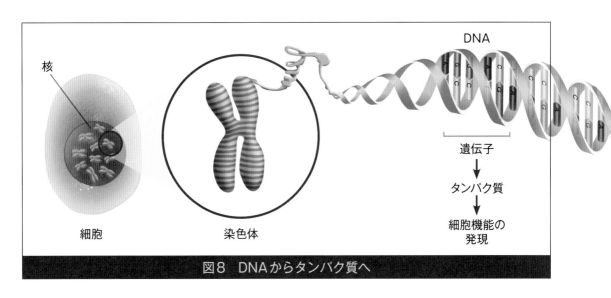

核

細胞　　　　　染色体

DNA

遺伝子
↓
タンパク質
↓
細胞機能の
発現

図8　DNAからタンパク質へ

＊5［訳者注］A、T、G、CはそれぞれDNAに含まれるアデニン、チミン、グアニン、シトシン残基の略称である。

読み取りは仕事を適切に達成するのがもはや不可能となった欠陥のあるタンパク質の合成や、あるいは機能が亢進しすぎて細胞が適切なバランスをとるのが困難になるようなタンパク質の合成につながったりする。このように、がんはタンパク質の合成の誤り、とくに酵素の合成の誤りによって生じる。

●ミトコンドリア

これは都市の発電所で、食料（糖質、タンパク質、脂質）として供給される物質の分子構造に含まれているエネルギーを細胞内エネルギー（ATP）に変換する。酸素はこの過程で助燃剤として使用される。しかし、この分子はフリーラジカルといわれる毒性の廃棄物を生じる原因にもなる。この廃棄物は条文（遺伝子）に突然変異を生じさせ、タンパク質の合成に異常を来すことでがん発生の起爆因子となる可能性がある。

●細胞膜

細胞を取り囲むこの構造物は脂質とある種のタンパク質から構成されていて、細胞の活動のすべてを内部に閉じ込めるための壁として機能している。また、細胞膜は細胞の内側と外側の環境とを隔てる検問所として重要な責務を負っている。つまり、一種のフィルターとしての役割があり、細胞内に入っていく物質と、細胞外へと出ていく物質とを識別する。細胞膜には受容体といわれるタンパク質が存在していて、血流中の化学シグナルを検出し、このシグナルによって送られる外部情報を細胞に伝達する。この機構により、細胞の周りに生じた変化に適切に対処することが可能となる。この機能は細胞には欠かせないものである。もしも、細胞が外側で生じている状況が理解できなくなると、細胞はその拠り所を失い周りの細胞にお構いなしに自分勝手な行動を開始する。これは、がんへと続く大変危険な行動である。

集団生活の束縛

何が細胞をがんにするのだろうか？ほとんどの人々はがんは細胞の過剰な増殖で生じることを知っているが、このような行動を開始する理由は謎のままであろう。その答えは、現代の精神分析と同じようにその幼少期にある。

今日の我々の細胞は、およそ35億年前に地球上に現れた原始細胞が進化してきたもので、それは今日の我々の細胞よりも細菌に近い。この祖先の細胞は現在までの長きにわたり、環境の劇的な変動（たとえば、紫外線や酸素濃度）に曝されてきた。細胞は生残の可能性が最も高くなるような機会を常に探し求め、試行錯誤を続けてきたのである。細胞の優れた適応性は、新たな障害に対処するためのより効果的なタンパク質を合成するように遺伝子を改変する能力により生じる。細胞の遺伝子、すなわち前に述べた"条文"であるが、これは不変のものではないということは理解しておかなければならない。細胞は障害を克服するには条文を修正したほうがよいと感じ取ると、すぐさまそれが実現するように条文を書き換える。我々が突然変異といっているものである。このような細胞の突然変異を惹起する能力は、生命にとって必須の特性であり、これなしには我々は決して存

在しえなかったはずである。

　今から約6億年前、細胞は進化の歴史全体の中で、地球に存在する生命体の特性に最も重要な影響を及ぼす可能性のある、ある種の"決定"を行った。それは、細胞が集合し、多細胞生物となることを始めるということをである。これは、細胞の"価値基準"を根本から刷新するものであった。というのも、共同生活は個々の細胞の生存よりも、生物全体としての生存のほうが重要であることを前提としているからである。つまり、環境変化に適応するように改良点を模索していく行動は、同じ生物の他の細胞を犠牲にしてまでは行わないことを意味している。言い方を変えると、細胞は利己主義から徐々に利他主義へと変遷していき、ある意味自身の遺伝子を意のままに変更していくという根源的な権利を放棄したのである。しかし、この進化は利点が大きかったため、そのまま引き継がれてきたのが実状である。このなかで最も重要なのは、環境とよりよく相互作用ができるようにそれぞれの細胞が仕事を分担したことにある。たとえば、初期の多細胞生物では、ある細胞は周りにある栄養素の識別に、また他の細胞は食物を消化して生物体にエネルギーを供給することに専門性を打ち出すようになった。このような専門性を獲得するために、細胞は新たなタンパク質をつくり出すように条文を変更し、仕事をより効果的に達成することができるように機能を改良してきた。適応する能力は進化の基軸であるが、多細胞生物ではこの適応は生物体すべての細胞に利益をもたらさなければならないことは言うまでもない。

　ヒトでは、細胞の専門化は複雑さの極致に達している。実際、たとえば、皮膚の細胞は腎臓の細胞とは同類であるとはどうしても信じ難い。あるいは、筋肉の細胞と神経細胞の起源が同じであるとも考え難い。しかし、ヒト体内のすべての細胞は、核の中に同一の遺伝子、つまり、同一の条文の暗号表ともいうべきものをもっている。皮膚の細胞が腎臓の細胞と異なるのは両方の細胞が同じ遺伝子をもっていないからではなく、それぞれの仕事を遂行するために異なる遺伝子を使っているからである。言い換えると、ヒト体内の細胞はそれぞれの機能に必要な遺伝子だけを使用している。この現象は細胞分化といわれるもので、人体の機能の適切な発現に不可欠のものである。もしも、神経細胞が急に皮膚細胞として振舞うようになり、神経伝達を行わなくなったとすると、体全体が被害を被るであろう。同じことが他の器官についてもいうことができる。それぞれの器官の細胞は生物全体としての健全さを保つために、それぞれに割り当てられた役割を果たさなくてはならない。ヒトの体が37兆2千万個の細胞からなっていて、それぞれが他の細胞からの情報を受け取っていることを考えると、このような複雑さの中に存在している秩序に驚かざるをえない。

市民の不服従

　ヒトのように複雑な生物が機能を適切に発現するには、細胞の誕生以来伝わってきた生存本能を完全に押さえつけ、それぞれの細胞がもつ機能を共同で利用することが必要である。つまり、これらの

機能を発現し続けることは、自由行動を願っている細胞からの“反乱”に常に曝された、危うい綱渡り状態にあることが容易に理解できる。これは、我々が生きている間を通してまさに生じている現実である。細胞が発がん物質やウイルス、あるいは過剰のフリーラジカルにより外部から攻撃を受けたとしよう。このときの細胞がとるべき最初の反射行動は、この攻撃は遺伝子をできるだけ巧妙に変異させることでこの難局に打ち勝とうと立ち向かうべき試練であると解釈することである。このような攻撃は我々の生涯を通して頻繁に生じていて、多くの傷ついた細胞は反乱を起こし、その間生物体全体としての本来の機能を忘れてしまう。幸いなことに、傷ついた細胞が自律的になりすぎるのを避けるため、細胞の“道徳心”は、社会的な行動が常に優先されるという規則に忠実に従っている（囲み記事2）。このため、反乱に加わった細胞は速やかに取り除かれ、生命機能が確実に維持される。

しかしながら、これらの規則の適用は完全なものではない。細胞のいくつかはこのような規則を逃れるような遺伝子の改変を行い、がんを生じさせる。

言い換えると、細胞が割り当てられた仕事をこなすのを諦め、そして自身のもつ能力を他の細胞の利益のためにささげることで他の細胞と協力するということを放棄したとき、がんが生じる。この細胞は仲間たちから孤立した無法者になり、今まで生活していた社会からの命令をもはや聞いたりしない。この細胞の頭の中にはたったひとつの考えしかない。それは、自分と子孫の生存を確実にするということだけである。この時点では、何が起きてもおかしくない。反乱を起こした細胞は、もともともっていた生存本能を呼び戻しただけである。

がんの発生

細胞が形質転換されたからといって、それだけで生物体にすぐさまがんが発生するのではないことを、理解しておくべきである。後でも述べるように、細胞のこのような非行行為は個々人の人生のなかで定期的といえるほど生じているが、これは必ずしもがんへと変質するものではない。がんの発生はむしろ症状が現れるまでには数年から数十年かけて静かに進行する、段階的な過程とみるべきである。がんが発症するまでの“緩慢さ”は我々にとって非常に重要である。それは、この本の至るところでみられるように、発がんに至るまでのいくつかの段階に介入し、形質転換された細胞が成熟したがん細胞へと変遷するのを阻止する絶好の機会を与えるからである。それぞれのがんには特有の誘発因子があるが、すべてのがんは実質的には同一の発症過程に従っている。これは、三つの主たる段階

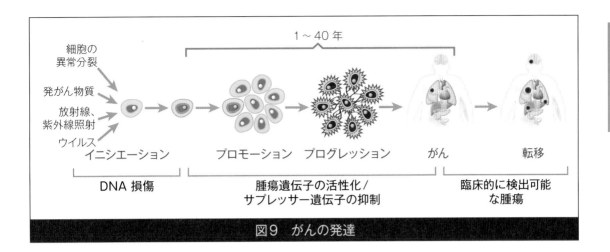

図の中のラベル:

細胞の異常分裂
発がん物質
放射線、紫外線照射
ウイルス

1〜40年

イニシエーション　プロモーション　プログレッション　がん　転移

DNA 損傷　　腫瘍遺伝子の活性化／サプレッサー遺伝子の抑制　　臨床的に検出可能な腫瘍

図9　がんの発達

に分けられ、それぞれ、イニシエーション、プロモーション、プログレッションといわれている（**図9**）。

1. イニシエーション

イニシエーションは、名前が示すように発がん過程の最初の段階のことをいい、この間には細胞のDNAに最初の変異が生じる。このような変異は発がん因子（紫外線、タバコの煙、いくつかのウイルス）、細胞分裂時に偶然に生じる遺伝子複製のエラー、あるいは遺伝により伝えられる遺伝子の異常などで発生する可能性がある。

いくつかの例外はあるが（たとえば、小児がん）、このイニシエーション段階の細胞はがんと判断されるほどまでには活性化していない。しかし、もしも発がん因子への曝露が変わらずに継続していくならば、すなわち、細胞が自律的に成長するための新たな変異を発がん因子が誘発しようとし続けるならば、この細胞には腫瘍を形成する能力が生じてくる。あとで示すが、食品に含まれる化合物のなかには、このような潜在的な腫瘍を不活性な状態に保ち、そのためがんが発症

するのを防ぐことができるものが存在している。

2. プロモーション

この段階では、イニシエーション段階の細胞は囲み記事2の規則1と2をすり抜けた形質転換細胞になるかどうかの分水嶺に到達する。現在のがん研究の大半は、細胞がこれらの二つの規則をすり抜けていく因子の正体を特定することに焦点が絞られている。一般に、規則1を首尾よくすり抜けるために、細胞は他からの手助けを受けずに自律的な増殖を可能とするタンパク質を大量に放出する。またがん化しようとしている細胞は、規則2を実行するのに必要なタンパク質を除去しなければならない。そうしないと、すべての企てはアポトーシスといわれる細胞の自殺機構によりすぐさま水泡に帰すであろう（囲み記事3、p.18）。両方の場合において、DNAの突然変異がタンパク質の機能を変えるようになると、その細胞は無秩序の増殖を行うようになり不死のものとなる。しかし、これには細胞は増殖に必要な特性をもつような変異を数多く試みざるをえないので、長期間

（1〜40年）を要する難所となる（図9）。細胞の生存を支配する二つの重要な規則をすり抜けさせる因子はまだよく分かっていないが、ある種のホルモンと成長因子ばかりでなくフリーラジカルの濃度などのすべてがこの重大な段階に関係している可能性がある。とはいえ、これらの因子のいくつかは、個々人の生活様式によりたいていは制御できるので、プロモーション段階はがんの予防において絶好の機会であると考えるのが妥当であろう。詳細は次章に譲るが、食事に関連したいくつかの因子は、腫瘍になる可能性のある細胞をこの段階の初期状態に押しとどめておくことでプラスの影響を及ぼしている。この防御が重要であるのは、最初の二つの段階をまんまと通過した形質転換細胞は大変危険であり、またプログレッション段階では危険性がさらに高まるからである。

3. プログレッション

　形質転換細胞が独立性を獲得するようになるのはこの段階である。周りの組織への浸潤やさらには他の組織への転移などの悪性形質も数多く生じてくる。この段階までたどり着いた腫瘍の中のがん細胞のすべては、成熟したがんの"特徴"とされている共通点を6個もっている（囲み記事4）。このような特徴があるため、がんの治療は難しくなる。成熟に至ったがん細胞はこのような特徴を備えているので自律的に複製することが可能であり、あらゆる種類の悪条件に耐えうるような、ある意味新たな生命体になったということができる。

がんの治療：現代の取り組みの限界

　がんを治すのに、万能の治療法はない。最良の治療法を選択するには、がんの種類、大きさと発症部位、そしてがんの進

行度（通常いわれているステージ）、それに患者の全体的な健康状態のすべてが検討すべき事項である。ほとんどの場合、外科的切除、放射線治療ならびに化学療法が同時に、あるいは順番に行われる。たとえば、外科的な切除はほぼ共通した手段であり、残存するがん細胞を除去するのに放射線療法や化学療法が用いられる。

このような治療法にはかなりの進歩があったにもかかわらず、がんは治療が非常に難しい病気であることに変わりはない。この手ごわさは、現代の治療法が抱える三つの限界によっている。

• 副作用

化学療法に用いる化学療法剤の主な問題点のひとつは、健康な細胞に対する毒性である。これは様々な副作用を呈し、たとえば、免疫細胞や血小板の減少、貧血、消化器系の障害（吐き気、消化器粘膜への攻撃）、それに脱毛を生じる。また、心臓、腎臓、その他の合併症も当然含まれる。その結果、治療期間が限定されることが多く、がん細胞を完全に取り除くのが不可能になることもある。さらには、ある種の腫瘍の治療に用いられる化学療法剤がDNAの変異を誘発することもある。つまり、機能からするとこれらは発がん性でもあり、短期的あるいは長期的にがんのリスクを増加させる可能性がある。

• 耐性

一般的にいうと、すべてのがんが化学療法や放射線療法で大幅に減少したり、あるいは根絶したりしても、しばらくすると腫瘍が再発することがある。このような再発は、通常は悪い兆候となるが、それはこの新たな腫瘍は様々な治療に対して耐性を有するようになることが多いからである。たとえば、化学療法の場合、腫瘍細胞が毒物である化学療法剤に適応する機構として、薬剤を細胞から"くみ出す"タンパク質を合成し薬剤からの障害を防ぐというものがある。また、薬剤が細胞に入ったときに自殺を強いる遺伝子に作用することもある。要するに、化学療法でがん細胞の99.9％を死滅させるのに成功しても、薬剤に対する耐性を獲得した細胞が1個だけでも残存すれば再発へとつながるのである。そうすると、今度は腫瘍細胞はクローンで構成され、前の腫瘍よりもはるかに危険性が高くなる。前に述べたように、我々はがん細胞の適応力に驚きすぎる必要はないだろう。それは、この適応機構が地球上の生命の本質であるからである。原始的な細胞でも、生育を阻害する物に対する耐性を呈することがある。多くの疾病において、細菌がいくつかの種類の抗生物質へ耐性をもつことで再発として経験しているとおりである。

• がんの不均一性

個々人の間でも、単一のがんのなかでも、腫瘍の組成には大きな違いがある。たとえば、肺の様々な解剖学的領域に生じたがんの分析から、がん細胞には遺伝的欠陥をもつ細胞が複数種類存在していることが明らかになっている。言い換えると、がんの塊は一種類のがんではなく、それぞれが独自に変異して生じた、数百万の細胞からなるサブクローンが複数

19

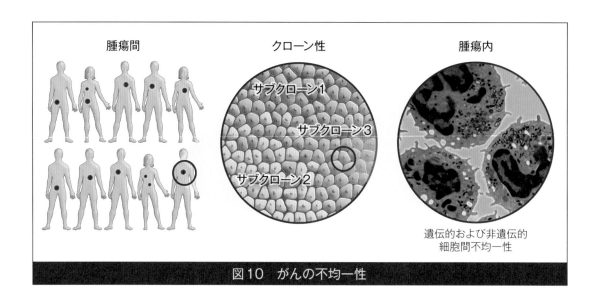

図10　がんの不均一性

組み合わさったものといえる（**図10**）。同じように、我々が"乳がん"と呼んでいるものも、実は、少なくとも数十の異なる疾病群に対する総称であり、それぞれが独自のDNA変異と特徴をもっている。がんの不均一性が高いことは、ある治療法ががんの増殖を促す発がん遺伝子の作用を中和したとしても、この腫瘍にはこの治療法に耐性をもち増殖を示すサブクローンが存在している可能性を暗示している。そのため、腫瘍のなかの特定の遺伝子の異常を特異的に標的とした新たな抗がん剤の開発は、多額の費用を費やしているのにもかかわらず大多数の患者の治癒には効力がないことが多い。

　以上の因子は、がんという病気の複雑さと治療の困難さを物語っている。しかしながら、腫瘍は決して短期間で出現したものではなく、むしろ数年にわたる長い過程で生じることを認識しておかなければならない。この期間に、細胞はその遺伝物質の中に間違いを生じることで"目覚め"、遭遇する多くの障害を完全に克服できるように発達していく過程で自らの姿を変えるのである。この長い過程での最も重要な点は、数十年にも及ぶような長い年月の間細胞は極めて脆弱なままであり、ほんの数個の細胞だけが、どうにかして悪性化してしまうということである。この脆弱さがあるがために、がんが発生するまでの過程で腫瘍への進行を妨害すること、つまり、がんの予防が可能になる時点がいくつか存在しているのである。この概念ががんによる死亡者を減少させるキーポイントであるので、我々はこの本の至るところでこの点を強調するつもりだ。つまり、我々の社会からがんの罹患者を本当に減らしたいのなら、腫瘍がまだ脆弱な時に攻撃すべきである。自律的な生存を確実なものにするように設計された、いわゆる先祖伝来の本能に目覚めた腫瘍細胞は恐ろしいほどの力を獲得し、戦うには手ごわい相手になってくる。このような原始細胞を打ち破ろうとする試みは、我々を創造した細胞がもつ適応力を取り除こうとする試みに似ている。我々は、まさに生命の根源ともいうべきこの力と戦うのである。

要約

■がんは細胞機能の崩壊で生じる疾病である。この過程で細胞は増殖し、生物体の組織を侵略する特性を徐々に身に付けていく。

■これらのがんとしての特性の獲得には長期間を要する。この潜伏期間は、腫瘍が成熟ステージへの到達を阻止する絶好の機会である。

第3章　がんは、細胞にとっての環境問題

大きな木も小さな種から生じる.

老子（紀元前570〜490年）

　腫瘍細胞がまとった鎧には、搦め手となるような綻びはないのだろうか？ 答えは、否！ あるのである。がん細胞というものは、破壊力、適応力、遺伝的不安定性をもってはいるものの、それ自身だけでは組織を侵略できない。増殖していくには、自分に都合のよい環境に頼らざるをえないのである。この環境は腫瘍の進展に必須の因子を供給し、そして侵略という目標を達成するのに必要な変異を絶え間なく繰り返していくのに最適の状態になっているはずである。したがって、このような腫瘍進展の環境が整うのを防ぐことが、がんの発生を効果的に阻止するのに必要不可欠になる。

土壌の中の種子

　がんの発生は、見ようによっては土壌中の種子の成長になぞらえることができ

る。種子は一見したところ脆弱に思えるが、条件さえ整えば土壌中のすべての栄養素を利用して成長していくという驚くべき能力をもっている（図11）。この場合、種子は土壌中の栄養素を吸収するために、十分量の水と日光を受け取れることが必要である。同じことががんについてもいえる。前がん細胞は遺伝性のものか後天性のものかを問わず、自分で環境の資源を利用することができない。実際のところ、この環境（間質といわれる）は多数の正常細胞、とくに結合組織の細胞で構成されていて、前がん細胞の受け入れには消極的であり、その発達を妨げる抗がん作用すらもっている。すなわち、前がん細胞が進展していくかどうかは、間質の"活性化"を行う因子に完全に依存している。つまり、この因子が細胞の周りの状況を変えていくならば、細胞が

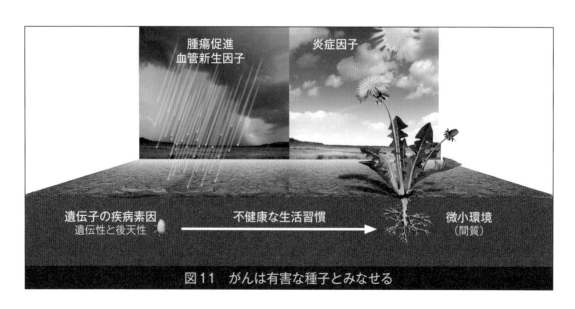

図11　がんは有害な種子とみなせる

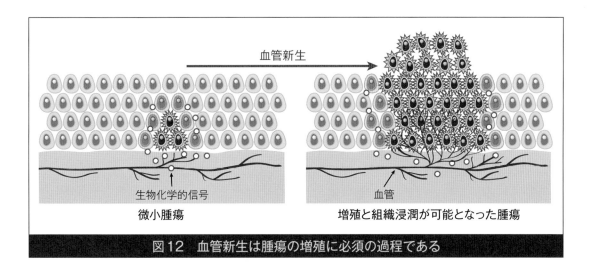

血管新生

生物化学的信号

微小腫瘍

血管

増殖と組織浸潤が可能となった腫瘍

図12　血管新生は腫瘍の増殖に必須の過程である

進展するのに必要な栄養分を得ることができるようになるのである。

　細胞の周辺組織におけるがん促進因子のなかで、2種類の因子ががんの進展にとくに重要である。ひとつ目の因子は、植物では水に例えられるもので、種子を土壌に強固に根付かせ栄養素の絶え間ない吸収を可能にしている。がん細胞では化学信号、とくにVEGFといわれている物質[*6]がこれに相当する。がん細胞で産生されたVEGFは近くの血管細胞の表面にある受容体に結合し、周りの組織の溶解と新たな血管をつくるのに十分な量の細胞の作出を促す。生じた細胞は腫瘍へと向かって移動し、新たな血管が形成される。この過程は腫瘍血管新生（angiogenesis；ギリシャ語で血管を意味するangioと生成の意のgenesisによる合成語）といわれ、腫瘍細胞のエネルギー要求を満たし、周辺組織へ浸潤し続けるための新たな血管網を作出することで腫瘍の進展に関与している（図12）。

　一方、このような未成熟の腫瘍の増殖

は、もう片方のがん促進因子がなかったならば非常に遅かったものに違いない。この因子は、免疫システムに存在する炎症細胞のことで、植物でいえば日光に相当する。この細胞は強力な刺激物を供給することで、腫瘍進展を加速させる。言い換えると、植物における水と日光のように、血管新生促進因子と炎症因子は相まって、前がん細胞がその進行に必要な栄養分を近傍の環境から利用するのを可能としているのである。

がん、それは炎症性疾患のひとつ

　免疫系に生じる炎症は健康の保持に必須のものである。これがないと、我々は身の周りの多くの病原体に対して全く太刀打ちできなくなったはずである（囲み記事5、p.24）。しかし一方で、過度のあるいは長期間に及ぶ炎症は、いくつかの疾病を引き起こすし、がんのような病気ではその進行を促進したりする可能性すらある。炎症とがんとの間に密接な関係があることは、がんに関心をもった病理

---

*6 ［訳者注］血管内皮細胞増殖因子（vascular endothelial growth factor）の略。

炎症、それは味方のなかの敵

免疫系は、病原体（バクテリア、ウイルス）、化学物質、あるいは外傷かを問わず、これらによる攻撃から我々を守る機構のすべてからなっている。この系はある種の軍隊であり、特定の相手に対して無力化や制圧に特化した精鋭兵が所属する小隊で構成されている。"炎症小隊"は、侵入者を迅速に無力化する任務にあたる部隊であり、侵入者に対して最初に応答する。この小隊の兵士は細胞でいうとマクロファージとして知られている白血球のことで、"炎症性"といわれている。その理由は、この細胞が病原体を排除するために非常に反応性の高い物質（炎症メディエーター）を放出し、これにより炎症（発赤、腫れ、あるいは掻痒として容易に認識が可能な徴候）を呈するからである。この炎症反応はまた、炎症細胞が分泌する多くの増殖因子により傷害を受けた組織の修復を開始するとともに、健全な細胞の速やかな補充と血管新生を促進する。炎症メディエーターが存在し続けると患部組織の炎症が酷くなるので、通常はこの反応が長くは続かないはずである。炎症が長引くと慢性炎症に移行し炎症部位に強烈な痛みを生じる可能性もある。あとで述べるが、慢性炎症は生活様式の構成要素（喫煙、肥満、カロリー過多、オメガ3脂肪酸の欠乏）でも生じうる。この種の慢性炎症は必ずしも明確な症状を引き起こしたりしないが、それでも炎症が生じている領域では細胞の生育に適した環境がつくられる。したがって、もしも組織に前がん細胞からなる微小腫瘍が存在していたら、大変危険である。というのも、これらの細胞が成熟した腫瘍となるために、炎症細胞から分泌される増殖因子や炎症が生じている領域の近くにつくられた新たな血管網を使用することが可能となるので。

学者たちによってすでに認識されていた。実際に腫瘍内にマクロファージやそのほかの免疫細胞が多数存在することは、多くのがんの基本的な特徴である（一般に、これらの細胞の数が多いほど、腫瘍が進行していて危険になっていることは強調しておく必要がある）。

がん発症において炎症が重要であることは、慢性炎症が引き起こす様々な疾病で発がんリスクが上昇することからも鮮明になっている。慢性炎症は有害物質（タバコの煙、アスベストの繊維）の繰り返しの曝露、細菌やウイルス（ヘリコバクター・ピロリ、肝炎ウイルス）の感染、あるいは長期にわたる代謝の不均衡で生じるが、実際にはこれらのいずれかにかかわらず、炎症が生じた器官での発がんリスクを大幅に引き上げることが長い間知られていた（表3）。たとえば、ピロリ菌が存在していることで起こる胃の炎症は胃がんのリスクを3〜6倍高めるし、慢性炎症性疾患である潰瘍性大腸炎は大腸がんのリスクを10倍近く引き上げる。これらは決して無関係なものではなく、一般に、世の中のがんの6つに1つは、慢性炎症が直接関係していると推定されている。

表3　がんの原因の可能性がある炎症性疾患	
炎症性腸疾患	大腸がん
ヘリコバクター・ピロリによる胃炎	胃がん
骨盤内炎症性疾患	卵巣がん
住血吸虫症	膀胱がん
ヘリコバクター・ピロリ	MALTリンパ腫
B型肝炎ウイルスC型肝炎ウイルス	肝臓がん
ヒトヘルペスウイルス8	カポジ肉腫
ケイ肺症	気管支原性肺がん
石綿症	中皮腫
バレット食道	食道がん
甲状腺炎	甲状腺乳頭がん
前立腺炎	前立腺がん

炎症は火花を散らす

　前がん細胞が炎症を利用して成熟した段階へ進行するのは、この細胞が近傍のすべての要素を貪欲に利用して目的を達成しようとする、複雑な機構によっている。

　たとえば、がん細胞は近くの炎症細胞にメッセージを発信し、大量の増殖因子や酵素の放出を促す（図13）。これにより、がんの進行に必要な血管網の形成に必要な物質とともにがん細胞が組織内を通過することが可能になる。通常であれば、これらの活動は、すべて損傷した組織の治癒を早め均衡を取り戻す役割を果たしているのであるが、増殖の機会を虎視眈々と狙っている前がん細胞にとっては、まさに天の恵みといえよう。

　これらの因子はまた、"核因子-κB（NF-κB）"という名前のタンパク質を活性化することで、がん細胞の生存の手助けをしている。つまり、このタンパク質は炎症メディエーターの産生を触媒する重要な酵素であるシクロオキシゲナーゼ-2（COX-2）の産生を促すことで、がん細胞の増殖に重大な影響を及ぼしている。すなわち過剰なCOX-2は、炎症領域でのマクロファージと免疫細胞の増殖を促す。その結果、マクロファージの産生する増殖因子ががん細胞の生存と進展に利用されるという悪循環に陥る。同時にがん細胞は炎症メディエーターを産生することで他のマクロファージが集合するのに都合のよい環境を形成する。炎症反応ががんの進展の鍵となるのは、増殖因子が豊富に存在する環境をつくり出すことにある。つまり、炎症細胞は存在し続けることで前がん細胞の突然変異の試みを加速させ、その進展に必須の新たな形質を獲得できるような理想的な条件を与えるのである。

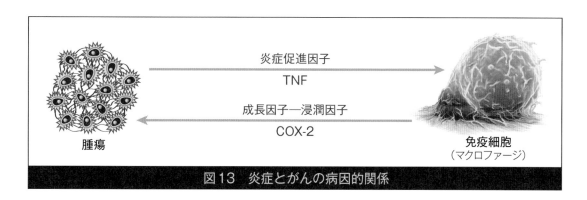

炎症促進因子
TNF

成長因子—浸潤因子
COX-2

腫瘍　　　　　　　　　　免疫細胞
（マクロファージ）

図13　炎症とがんの病因的関係

肥満：炎症は体重を伴う

　がんの発生に不可欠な慢性炎症は、必ずしも外的な攻撃だけで引き起こされるとは限らない。生活様式もまた大きく影響する可能性がある。このような炎症を生じる環境をつくり出す最も大きな原因は、間違いなく過剰な体脂肪である。脂肪組織を構成する細胞（脂肪細胞）は脂肪がたまりすぎると磁石のように振る舞い、免疫系から炎症細胞とある種のリンパ球を引き寄せる。これにより生じる慢性炎症は視覚的にも感覚的にも認識できない程度であるが、それでも体全体のバランスを壊してしまう（図14）。

　過体重による炎症ががんの発症に関わっていることは、がんの発症率と死亡率が肥満により有意に増加することで明確に示されている。とくに、子宮がん、食道がん、腎臓がん、結腸がん、乳がん、すい臓がんへの影響が顕著である（図15）。全体として、世界中で50万人の人のがんの原因が過体重と肥満によると推定されている。女性はとくに体重増加の影響を受けやすく、子宮内膜、結腸、乳房（閉経後）のがんが非常に多くなる。男性では、結腸がんと腎臓がんだけで、過体重に関連したがんの3分の2を占めている。

　過体重と肥満は多少の差こそあれ、最も工業化が進んだ国々では普通にみられるようになっているため、このような統計は憂慮すべきものである。カナダでは3人に2人が太りすぎであり、世界では

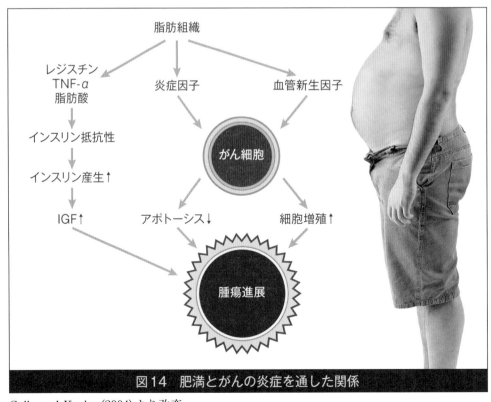

図14　肥満とがんの炎症を通した関係

Calle and Kaaks (2004) より改変.

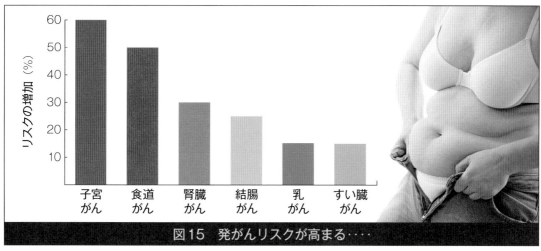

図15　発がんリスクが高まる‥‥

M.J. Khanderkar他 (2011) より改変.

WHOの基準では約10億人が体重過多（BMIが25以上）である*7。この中で、子供3,000万人を含む3億1,200万人は肥満（BMIが30以上）となっている。子供が過体重のまま年を重ねていくと、将来大人になってもこの過剰の体重を保持していくと思われるので、肥満の状況は今後数年で悪化する恐れがある。公衆衛生学上懸念される状況といえる。

不思議なことに、我々の社会はこの危機を食い止めるために可能な限りの対応策をとるのではなく、この体重超過と肥満の爆発的増加を諦めているように思える。まるで、肥満は容認すべき新たな"トレンド"とみているのである。しかし、この宿命論的な考えは、過体重や肥満は見かけの問題ではなく、完全に異常な生理状態であることを鑑みると非常に危険である。肥満は身体の均衡を著しく崩し、体全体に多大な制約を課してしま

う。

過剰な体脂肪は慢性炎症を引き起こすので、過体重はタバコ、アルコール、紫外線と同じような発がん物質とみなすべきである。多量の脂肪の蓄積は、とくに腹部への蓄積がそういえるが、その他の部位もがんを含む病気のリスクを高める、生命機能の深刻なバランスの異常が可視化された警告信号とみるべきである。

がんに対して扉を閉ざす

以上から、がんを予防するには腫瘍の増殖に適した環境をつくり上げる可能性がある環境因子を前がん細胞の細胞環境から完全に排除しなければならない。

この原則は、前がん細胞が遺伝性のもの、発がん物質の曝露で生じたもの、あるいは単に偶発的なものによるのかにかかわらず、すべての前がん細胞にあてはまる（図16）。たとえば、欠陥をもつ遺

＊7　[訳者注] WHO基準では、BMIが18.5未満がunderweight、18.5以上25.0未満がnormal range、25.0以上30.0がpre-obese、30.0以上35.0がobese class I、35.0以上40.0未満をobese Class II、40.0以上をobese Class III としている。

27

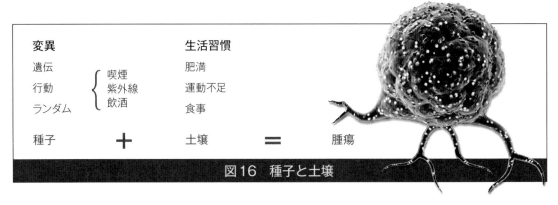

図16　種子と土壌

伝子をもって生まれた人は、人生のごく初期に前がん細胞（"種子"）をもつことになるであろうが、この未熟な腫瘍は一般に生育を促す"土壌"が存在しない限り増殖はできない。つまり、BRCA遺伝子に変異がある女性は、乳がんや卵巣がんの高い発症リスクをもってはいるが、このリスクは腫瘍の進展に好都合の条件をつくり出す生活習慣の要因、とくに食生活の乱れや体重過多などがなければ大幅に増大することはないのである。加齢による発がんリスクの増加も同様の機構によっている。つまり、偶発的に生じる遺伝子の複製エラーは年をとるにつれて蓄積し、器官のなかの未熟な腫瘍の数を著しく増加させる。しかし、成熟したがんへの進展は生活習慣に大きく依存している可能性がある。たとえば、腎臓がんや食道がんは、発症者の年齢に関係なくこの40年間で6倍以上の増加が生じている。これもまた、食生活の乱れと体重増加が原因となっているのであろう。要するに、重大な遺伝的な疾病要因がある場合でも、あるいは加齢に伴う偶発的な遺伝子の複製エラーの蓄積がある場合でも、生活習慣ががんの罹患リスクに最も影響を与える要因になっている。

　がんに足掛かりを与えないためには、まずは慢性炎症をできるだけ低く抑えな

ければならない。近年、いくつかの研究ではCOX-2活性を特異的に阻害する抗炎症剤を常用している人は、ある種のがん、とくに結腸がんになるリスクが低いことが判明している。しかし、これらの薬剤は心血管系に重大な副作用を及ぼすため、バイオックス（Vioxx）は販売停止にさえなっているほどであり、予防的に使用するには限界がある。それにもかかわらず、これらの抗炎症化合物が示す予防効果は、炎症を抑えることががんを防ぐための非常に有望な取り組みであることを示している。

　過体重や肥満に加えて、糖分や有害な脂肪を多く含む超加工食品の数々の食べすぎと、植物性食品、とくに野菜や果物の摂取不足は、がんの進展に好都合の炎症状態をつくり出す要因である。

　血管新生による新たな血管の形成を防ぐことも考慮すべきである。現在では、新しい血管ができなければ、腫瘍は$1\,\mathrm{mm}^3$の大きさ以上にはならないことが知られている。この程度の大きさでは、周辺組織に回復ができないようなダメージを与えるには小さすぎる。したがって、まだ完全に独立して成長し始めていない腫瘍——器官のなかに隠れている未熟な腫瘍——に対する血管新生を妨げることが、がんの進展を妨げるのに非常に効果

的な戦術になるであろう。さらに、腫瘍のほとんどは十分な血液の供給に依存しているため、新たな血管の形成が阻害されると、いくつかのがんの発達を阻止できる可能性がある。白血病のような液性腫瘍でさえも骨髄の血管新生が必要であるので、これらの治療法が有効になる可能性が高い。

　要するに、がんの増殖は独立した事象としてではなく、有利な条件を宿主が提供するかどうかに依存した従属的なプロセスとみるべきである。その一方で、がんが環境に強く依存していることががんの弱点でもあり、これは言い換えると鎧のなかの攻撃の的となる綻びともいえる。がんは自身では活動できない。それ自身がもっている特性からすると、本来は脆弱な寄生虫である。我々がみてきたとおり、条件がよくなるとがんは自分自身の利益のために近傍の環境を利用し、工夫

が込められた別の顔を露わにする。増殖するために変異を繰り返すのである。一方、条件が叶わないと、がんは弱体化してその能力を十分に発揮することができなくなる。がんは従順で代わり映えがなく力のない状態へと追い込まれるのである。

　炎症を抑えたり血管新生を抑制したりすることでがんを予防することは、夢物語ではない。すでに実行されていることでもある。我々が食する食べ物、とくに植物性食品は抗炎症作用や抗血管新生作用をもつ化合物の重要な供給源である。これらを毎日摂取することで、がんの進展に抗う環境がつくり出される。このような予防的な取り組みにより、がんはもはや致命的な病気ではなくなってくるであろう。むしろ、がんは慢性疾患であり、その抑制には絶え間ない対処が必要なのである。

要約

- 慢性炎症は、前がん細胞の生存と成長を促すこと、また必要なエネルギーを供給するための新たな血管網を形成することで、がんの増殖に大いに関与している。

- 過体重や肥満は炎症性環境の確立を促し、その結果、いくつかのタイプのがんの発症のリスクを高める。

- 植物性食品を常食し正常な体重を維持することは、がん予防に必要な炎症と血管新生の抑制のために必須の生活習慣である。

第4章　食事によるがんの予防

汝の食を薬とせよ!

ヒポクラテス（紀元前460〜377年）

　これまで見てきたように、欧米式の食生活に帰因する高いがんの割合は、社会における食習慣の悪化の表れということができる。この社会では、食事という概念そのものが失われ、食べるという行為は単に体にエネルギーを供給するものとしてしかみていない。食事が健康に及ぼす効果は考慮されていないのである。このような本質を欠いた食事はただ食欲を満たすだけのものであり、健康を害するようになることは間違いない。進歩が利益と同じ意味に捉えられがちな時代において、このことは食事に関しては必ずしも当てはまらない。工業化は我々の食文化のまさに根幹を破壊しつつあるといわざるをえない。

　植物の栄養性と毒性に関して、あるいは特定の食品の治療への使用に関して、今日までに我々が得た知識のすべては、身近にある食品の価値と特性を見定めようとした、人類の進化における長きにわたる探求の成果である。我々が"野菜"あるいは"果物"と呼んでいるものは、まさに1,500万年をかけた淘汰の過程による産物である。その間、人類とその祖先は環境の変化に適応し、自らの生存に有利となるような、新たな食料資源や新たな植物種を探し続けた。したがって、我々が知っている現在の食事は、ごく最近の概念なのである。1,500万年にわたる人類とその祖先の食生活の歴史（図17）を1年のカレンダーで例えると、ほんの7,000年前の農耕の始まりは、12月31日の午後7時に相当し、最近の食品産業の始まりはさらに最近のことで、新年の3分前になる。したがって、健康維持における植物の重要性を強調するのは、決して独創的でも画期的でもない。これ

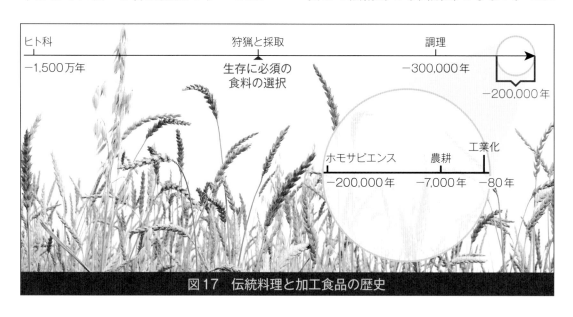

ヒト科　　　　　　　　　　　狩猟と採取　　　　　　　　　　調理

−1,500万年　　　　　　　生存に必須の　　　　　　　−300,000年
　　　　　　　　　　　　　食料の選択　　　　　　　　　　　　　　　−200,000年

　　　　　　　　　　　　　　　　　　　ホモサピエンス　　農耕　　工業化

　　　　　　　　　　　　　　　　　　　−200,000年　　−7,000年　−80年

図17　伝統料理と加工食品の歴史

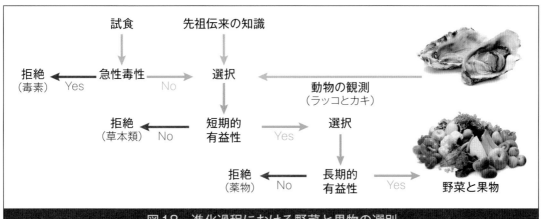

図18　進化過程における野菜と果物の選別

らの食品は1,500万年の間、実際に我々の食事の一部になっていたのである。このように考えると、欧米諸国の典型的な現在の食事には植物材料が欠乏していて、これが健康に悪影響を及ぼす可能性があることは驚くことではない。

植物のアラカルト

食品の選択過程は大きく三段階に分けられる（図18）。最初の段階は、"毒性試験"ともいうべきもので、最初の人類は入手できる植物が食べられるかどうかを調べる必要に迫られた。これはもちろん危険な行為であり、とくに毒物含量が高く有害な植物の場合は、重篤な中毒を引き起こし死に至らしめることさえあったに違いない。もちろん、多くの場合他の動物を観察することで事故を未然に防ぎ、食べられることを判断したこともあったであろう（ラッコがカキを食べるのを見なかったら、人々はカキを決して食べなかったかもしれない）。しかし、どの植物が身体に不調を招かず、安全で食べることができるかが分かるまでには膨大な数の試行錯誤が必要であった。この知識は当然ながら親族にも、また地域

社会の人々にも伝わっていった。そうでないなら、試行錯誤の努力は徒労に終わったであろうから。

選択過程の第二段階目は、"評価段階"ともいうべきものである。そこでは最初に選ばれた無毒な植物を食事に取り入れて、さらなる吟味が行われた。というのも、無毒ではあるが、多くの植物はある程度の短期的摂取では体に悪影響を与えるような毒素や薬物を含んでいたり、あるいは栄養価の高いものや健康に良いものを含んでいなかったりするためである。これらは生物に対して実際にはいかなる利益をも与えない。草本類を食べることで中毒にはならないが、それは人間にとって有益な食料ではないのである。

最後の第三段階は"選択段階"といわれている。ここでは、栄養価が高いこと、あるいはその食品を食べることでさらなる健康上の利点があるという視点から、生物にとって本当に価値のある植物が選ばれた。結局のところ、人間はただ生きるためにだけ食べるのではなく、できるだけ楽しくそして長く生きたいと願っているのである。健康と長寿に影響を及ぼしそうな唯一の資源であるという理由に

より、食事には長生きをするための単なる栄養素の補給以上の効果が求められるようになっている。そのため、医薬の歴史が食事の歴史と不可分なのは当然であろう。長い間、食事は人類にとって唯一の薬であったのである。

エジプト、インド、中国、ギリシャの古代文明のいずれでも、植物や食べ物が示す健康への好影響のほかに、それらによる病気の治療の特徴までもが詳細に記録されている。実際のところ、20世紀初頭までは健康を維持する方法としての食事の重要性が医学的な取り組みの基礎となっていた。何が健康に良いのか悪いのか、あるいは関係がないのかといった知識を身に付けることは、生存のためという単純な理由以上に文化遺産として計り知れない価値がある。また、このことは人間、自然、食を結び付ける根本的な関係をも示している。

もしも、古代人になったつもりで健康に良い食品についての本を記すとしたら、今日欧米で常食されている食品のなかでその中に含める価値のあるものは、さほど多くはないだろう（囲み記事6）。このような食生活の断絶があるから、かつてないほど医学が進歩した現代において、結腸がんのように一世紀前には極めて稀であった病気が出現してきたといえる。とはいえ、自然と植物の観察に基づいた数千年前に遡った知識から、教訓を得ることが可能である。この知識を現代医学と組み合わせることで、健康、とくにがんの予防という点に関して大きな効果が得られるに違いない。

最近の研究では、進化の過程で人類に選択された食べ物のなかには抗がん作用をもつ物質が数多く見出されており、これによりがんの発生が実際に抑えられている可能性がある。したがって、欧米の社会が食事の本質に関心をもたなくなったことは単純に食文化の断絶だけでなく、さらに悪いことに抗がん化合物の優れた供給源を拒否していることになる。

囲み記事6
食品とは何だろうか？

食品とは、ある集団が通常食べている物質であり、無害でかつ長期的に健康に有益であると認識されたもの。

植物、それは抗がん化合物の宝庫

多くの植物が病気の治療に有効性を示すことが認識されたのは、まさに古代にまで遡る。我々の遠い祖先であるチンパンジーでさえも、自分たちの病気に対して薬効をもつ植物種を見分けることができるのである（囲み記事7、p.33）。

最近の研究から、多くの文化圏で日常的に供される食事のなかの多くの植物や食材に、がんの発生を予防する効果があることが浮かび上がってきた。これらの材料に含まれる物質には、がんの発生に必要な過程のいくつかを阻止する能力が備わっている。この作用は、今日使用されている多くの医薬品とも機序がよく似ている。

薬品というものは、がんでもあるいは別の病気でも、発症に必須の生化学過程を阻害することができる分子である。ある意味一種のスイッチのようなもので、回路を切断することで病気の発症を防ぐ。ほとんどの場合、ある種の特殊なタンパ

囲み記事7
チンパンジーは薬剤師

草食動物は有毒な植物を見分けてそれを食べないようにするだけでなく、一部の草食動物とくにチンパンジーはある種の植物を選んで感染症を治療することができる。たとえば、チンパンジーは腸の調子が悪いとき、苦味が強くて普段は避けている小径木の若芽を食べたりする。この植物のバイオアッセイから未発見の抗寄生虫化合物が発見されたことを考慮すると、これは大変賢い選択といえる。他の研究からは、チンパンジーは怪我をしたときにトゲのある植物（*Acanthus pubescens*、アカンサス科）の茎やある種のフィカス属植物の果実や葉を食べる。これらの植物は怪我や潰瘍に使用される地域の伝統薬であり、地域の医師や治療家にも使用されている。このように植物が治療を目的として使用された事実は、人類の誕生まで遡ることができる。このことは、我々と周りの植物界との緊密な関係が人類の進化を形作ったことを示している。

ク質や酵素の機能が異常に高まることががんをはじめとした疾病の原因なので、ほとんどの薬品は病気の進行を防ぐためにこれらの酵素の機能阻害を目標にしているのは論をまたない。たとえば、病気が進行するにはある酵素が与えられた物質と相互作用をする必要があるとすると、この物質が酵素へ結合するのを防ぐため、薬品の化学構造はこの物質に似たものであることが多い（図19）。このように構造が類似しているがために酵素活性を阻害するおとりとして機能する物質は、合成されたものだけではない。通常の食事の食材に含まれている場合もある。たとえば、ダイズに大量に含まれるゲニステイン（第8章参照）は、女性ホルモン（エストロゲン）のエストラジオールと極めて似ている。そのため、"植物エストロゲン"といわれている（図20）。

ゲニステインは化学構造の類似性により、本来はエストラジオールと結合するタンパク質に対しておとりとして働く。つまり、ゲニステインはこのホルモンが結合する空間を占めることで、エストラジオールの生物学的作用の効果を低下させる。とくに、乳房組織などこのホルモンの影響を受けやすい組織の成長を抑える。ゲニステインの効果は、長年乳がんの治療薬として処方されてきたタモキシフェンと比べても遜色ない。この例で示すように、食品によっては構造と作用機序が合成された薬品と類似した分子を含んでいて、これらががんのような病気を防ぐのに役立つことを示している。

食品に存在する分子と合成分子との大きな差は、その有効性よりもその由来（植物か合成か）やどのようにして選択されたかという過程にある。これまで見てきたように、食品中の化合物では非常に長い選択過程を要したのに対し、合成化合物ではこの時間ははるかに短く、副作用の可能性を評価するのが難しい。

前に述べた人間による食品の選別は、

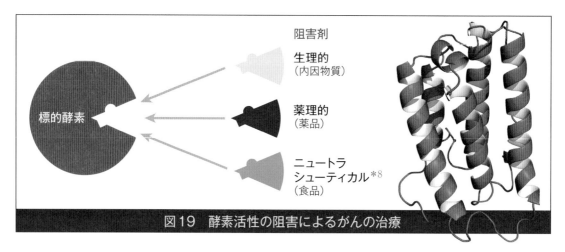

図19　酵素活性の阻害によるがんの治療

阻害剤

生理的
（内因物質）

薬理的
（薬品）

ニュートラ
シューティカル*8
（食品）

標的酵素

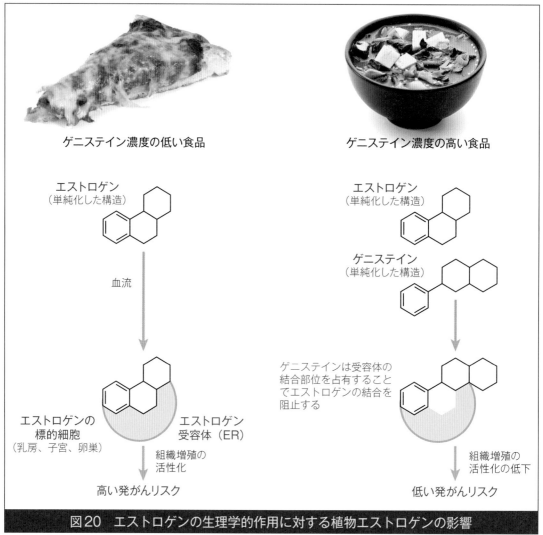

ゲニステイン濃度の低い食品

ゲニステイン濃度の高い食品

エストロゲン
（単純化した構造）

エストロゲン
（単純化した構造）

ゲニステイン
（単純化した構造）

血流

ゲニステインは受容体の
結合部位を占有すること
でエストロゲンの結合を
阻止する

エストロゲンの
標的細胞
（乳房、子宮、卵巣）

エストロゲン
受容体（ER）

組織増殖の
活性化

高い発がんリスク

組織増殖の
活性化の低下

低い発がんリスク

図20　エストロゲンの生理学的作用に対する植物エストロゲンの影響

*8［訳者注］ニュートラシューティカル（nutraceutical）は、栄養（nutrition）と医薬品（phar-
maceutical）からの造語。

表4　薬理学的ならびに食品に含まれる抗がん化合物	
薬理学的化合物	**食品に含まれる化合物**
• 既知の化学構造	• 既知の化学構造
• 確立された標的細胞と標的化合物	• 確立された標的細胞と標的化合物
• 化学合成品	• 天然物
• 研究室内での選択	• 進化の過程での選択
• ときに非常に顕著な副作用の可能性	• 副作用なし
• 稀にランダムに生じる相乗作用と拮抗作用	• 進化の過程で選択された相乗作用と拮抗作用

合成化合物の毒性評価とある程度似ている。ただし、食品の評価は数百万年という長い年月をかけて行われたため、食品がもっているあらゆる種類の毒性を排除することが可能である。それゆえ、食品に含まれる抗がん作用をもつ化合物は、好ましくない副作用を示さないといえる。逆に、どんなに注意を払っても、合成された物質は生体に対して完全に異物であり、ほとんどの場合好ましからざる副反応を生じるリスクを内在している。つまり、食品に存在する化合物と合成化合物の作用機序には多くの類似点があるが、両方の基本的な違いは野菜や果物に自然に含まれる抗がん化合物には毒性がないことといえる（**表4**）。実際、食品に由来する化合物は、工業的に開発された合成薬が狙っている標的のほとんどと相互作用する能力をもっている。このことは、食品が健康に良い影響を与える可能性がいかに大きいかを示している（**表5**）。

　植物由来の食品を起源とする化合物の抗がん特性は決して理論で組み立てられたものではない。というよりも、がんの進展を阻害することのできる化合物が植物界に広く分布しているというほうが正しいだろう。そのため現在使用されている化学療法剤のほとんどは、植物を起源

表5　フィトケミカル化合物の薬効標的
• 腫瘍の浸潤と転移の抑制
• 増殖因子受容体の阻害
• 炎症酵素（COX-2）の阻害
• 転写因子の阻害
• 化学療法薬耐性の阻害
• 血小板凝集阻害
• 抗エストロゲン
• 抗菌作用
• 免疫系の調節
• 細胞内シグナルカスケードの阻害
• がん細胞に対する毒性
• がん細胞の細胞骨格の乱れ
• 第Ⅰ相反応を通した生体異物代謝の阻害 （チトクローム P450）
• 第Ⅱ相反応を通した生体異物代謝の阻害

としているほどである（囲み記事8、p.36）。同じように、がんの進展に関連した特定の過程の阻害活性をもつ、食物由来の多くの化合物が製薬工業ではひな形として使用されている。これを基に、がんの治療に使用するための類似した分子の製造が行われているのである。

　抗がん作用をもつ化合物が豊富な食品の摂取を増やすことは、がんを防ぐための新たな治療法を引き出すことにつながる可能性がある。そこでは、38億年の歳月をかけ試行錯誤の末に自然界で開発

された"化合物のバンク（銀行）"が利用できる。ちょうど、製薬会社が様々な病気の治療に効果のある新薬を発見したときと同じように。

化学予防法

我々は腫瘍が進展するリスクを常に抱えているので、日々の食事を利用することは極めて重要である。食品には抗がん化合物が含まれていて、腫瘍を潜伏状態に保つことを可能としている（囲み記事9、p.37）。食事を通した予防法が重要であるもうひとつの理由は、ヒトの遺伝子はそれぞれ異なっていることが関係している。すべてのヒトはほぼ同じ遺伝子をもっている（さもなければ同じ種に属さ

ない）が、個々人の異なった特徴を決定する重要な変異が存在する。このような変異は身体的な差異を生じるだけでなく、人によっては変異による遺伝子の不活性化で発がん物質による攻撃から身を守る能力が低下していることもあるからである。

遺伝で伝わるがんも限られた割合で存在してはいるが、いくつかの遺伝的要因をもつ人が発がん物質などに曝された場合にがんを発症する割合のほうがはるかに高くなる傾向にある。そのような人々では、がんを防ぐために抗がん化合物を摂取する必要性はさらに高い。このことは上海で行われた調査に如実に表れている。すなわち、毒性のある生体異物を排除するのに必要な酵素を2分子欠いた人では、食事にアブラナ科の野菜が含まれていないと肺がんのリスクが3倍になるが、同じ突然変異をもつ人々でもアブラナ科の野菜を多く摂取すると一般の人に比べてがんになるリスクは低いというものである。これらの結果はがんの発症を高める遺伝的な疾患の影響が食事により軽減できることを示している。

繰り返しになるが、食事でがんの発生を防ぐということは、特定の食品に含まれる抗がん化合物を腫瘍が進展しにくい環境をつくり出す武器として使用することになる。腫瘍部位を日常的に爆撃し、腫瘍の増殖を阻止する——まるで化学療法剤と同じように。

人の体は戦場と捉えるべきである。そこでは突然変異により自立した生命体へと成長しがんに変化しようとしている細胞と、身体の健全性を保とうとする防御機構との戦いが進行している。主に悪い

囲み記事9

がん、それは慢性炎症

腫瘍の形成が、個人の生涯において比較的頻繁に生じるランダムな事象であることを認識するのは重要である。病理学の研究から、がん以外の原因で死亡した人の大部分は臨床診断では検出されなかった微小な大きさの腫瘍をもっていることが知られている。そのなかのひとつの研究では、98％の人が甲状腺に、40％の人が前立腺に、33％の人が乳房に小さな腫瘍をもっていた。これに対して、これらの臓器に臨床診断で検出される腫瘍の割合は小さい（**表6**）。さらに、アジア人の男性は一般に前立腺がんの発症率が欧米人の数分の1と低いにもかかわらず、アジア人と欧米人の病理解剖からは前立腺におけるがんの特性を獲得しつつある細胞（前がん細胞）の数が両者で全く同じであることが示された。これらの事実は、食生活を含む生活習慣が微小腫瘍が臨床で診断される段階に到達するかどうかを決定する要因であることを示している。

通常、我々の体のなかに自然にできた腫瘍は微小なままで、自然の防御機能により健康を害することはない。食事から抗炎症ならびに抗血管新生作用のある物質を摂取し続けることは、身体の自然な防御機構を高め腫瘍を無害な状態に保つのに役立つ。つまり、我々は常にがんを発症するリスクを背負ってはいるものの、食品のなかの抗がん化合物を治療の兵器として使用し、これらの腫瘍を潜在状態に保ち進行がんへの進展を防ぐための必須の方策としている。したがって、がんは慢性疾患として捉えるべきであり、日常生活の中で抗がん作用をもつ化合物が豊富な食品を摂取することでその制御ができるのである。平素から野菜と果物を食べることは、化学療法を予備的に行っているようなものである。これにより、微小腫瘍が病理学的に認識される段階へと進行するのを防ぎ、生理機能が損なわれないように働く。食事の予防的役割はがんの発症を抑える（一次効果）だけではない。それは、化学療法で生き残ったがん細胞が増殖し再び腫瘍へと進展し（再発）、生命を脅かすのも防いでいる。

表6　我々はみんな腫瘍をもっている		
器官	剖検で検出される腫瘍（％）	臨床診断で検出される腫瘍（％）
乳房（40〜50歳の女性）	33	1
前立腺（40〜50歳の男性）	40	2
甲状腺	98	0.1

食材からなる食事、つまり野菜や果物といった防御作用のある食材を欠いた食事では、がんになるリスクをもった、潜在状態の腫瘍が増殖していくのに好都合の環境をつくり出す。逆に、防御作用のある食材が多く、悪い食材の割合が小さい

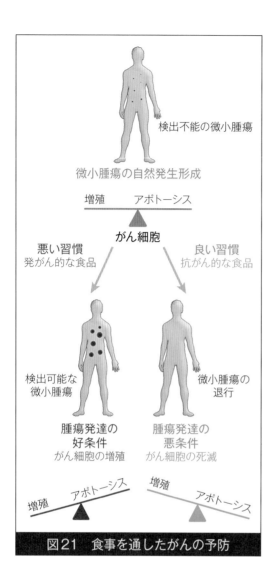

検出不能の微小腫瘍

微小腫瘍の自然発生形成

増殖　アポトーシス

がん細胞

悪い習慣
発がん的な食品

良い習慣
抗がん的な食品

検出可能な
微小腫瘍

微小腫瘍の
退行

腫瘍発達の
好条件
がん細胞の増殖

腫瘍発達の
悪条件
がん細胞の死滅

増殖　アポトーシス　　増殖　アポトーシス

図21　食事を通したがんの予防

微小腫瘍を根絶することができるだろう。しかし、より進行した腫瘍では、多くのがん細胞が生き残る可能性が出てくる。この差は、前がん細胞が脆弱なためさらに大きくなる。つまり、前がん細胞ではエネルギー要求量を満たすための血管網の形成や抗がん剤の作用に対抗できるようなタンパク質をつくるための遺伝子の改変（突然変異）が非常に生じにくくなる。言い換えると、腫瘍がより小さく未熟であればあるほど、除去される可能性が高くなるのである。

表7　初期の腫瘍を処置する治療上の利点
• 破壊すべき腫瘍細胞の総数（数百万個に対して数千個）
• 薬剤耐性がない
• 遺伝子の劣化がない
• 腫瘍血管新生がない

抗がん作用をもつ食品の探索

　抗がん化合物を多く含む食材を特定することは、がんを防ぐ可能性を最大限に保つために大変重要である。植物性の食材が抗がん作用を有するかどうかは、この食材が実験室で培養されたヒト由来の様々な種類の腫瘍の増殖を阻害する度合で求めることができる（**図22**）。この際の試料には、野菜の抽出液を滅菌してから使用される。たとえば、ニンニク、ビート、ケールなどの抽出液では、乳がんや前立腺がんから採取したがん細胞の増殖を阻止することがわかる（**図23**）。

　植物由来の食品のなかには強力な抗炎症作用をもつものがあり、がんの進展に好都合の慢性炎症が生じやすい環境が形

場合、微小腫瘍は十分に大きくはならず、がんへ進展するリスクは小さい（**図21**）。

　この長い潜伏期間のほとんどをがんとの戦いに費やすとともに、植物に含まれる抗がん化合物を用いてがんへの進展を効果的に防ぐことには、多くの利点がある（**表7**）。厳密に定量的な観点からみると、数十億個の成熟したがん細胞を除去するよりも、数千個の良性の微小腫瘍細胞を除去するほうがはるかに容易である。たとえば、99.9％のがん細胞を除去することができる高性能の抗がん剤は、

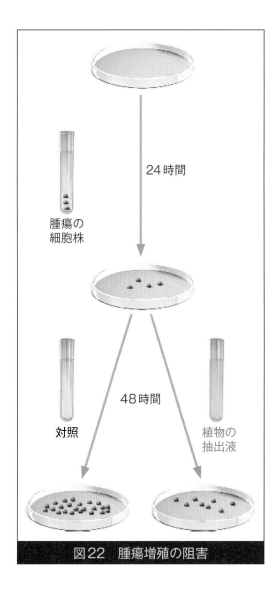

図22　腫瘍増殖の阻害

（左図ラベル：24時間、腫瘍の細胞株、48時間、対照、植物の抽出液）

まれるレスベラトロール（第9章と第15章を参照）は、がん細胞によるCOX-2合成における重要な過程を阻害する。この特性は、ある種のがん細胞の増殖を阻止するのに重要な役割を果たしている。この抗炎症作用は多くの植物に共通しているように思われる。実際に炎症反応での重要な分子であるTNF[9]を前立腺がん由来の細胞に加えるとCOX-2が誘導合成されるのであるが、我々の研究室で行った実験は、西洋スグリ、ブラックベリー、クランベリーの抽出物にこの発現を顕著に抑制する効果が存在していることを明らかにした（**図24**）。がんの進展に炎症が重要な役割を担っていることを考慮すると、多くの食品がもつ抗炎症作用はがんの予防に効果があることは当然である。

　総合的に考えると植物を最も多く摂取する人々でがんの発症率が低いのは、植物に含まれる抗がん作用のある物質の含有率と直接的に関係している。これらの化合物は、我々の組織のなかに自然に発生した微小腫瘍が発達していくのを抑えることができる。これらの抗がん化合物を食事から日常的に摂取することは、がんの進展を妨げる戦略の基礎となる。

成されるのを妨げる。たとえば、ウコンに含まれるターメリックや赤ワインに含

＊9［訳者注］腫瘍壊死因子（tumor necrosis factor）の略。

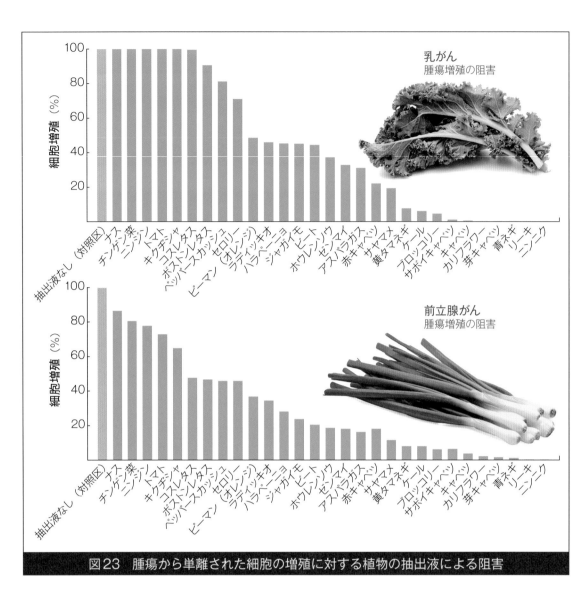

図23 腫瘍から単離された細胞の増殖に対する植物の抽出液による阻害

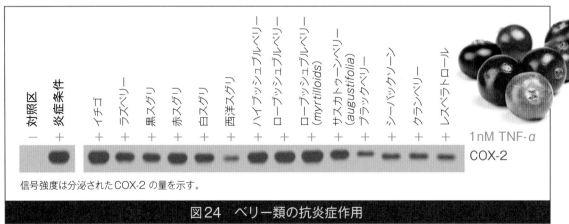

信号強度は分泌されたCOX-2の量を示す。

図24 ベリー類の抗炎症作用

要約

■ 進化の過程で選択された植物は、合成された抗がん剤と多くの点で類似した有用な抗がん活性のある化合物を含んでいる。

■ これらの化合物を毎日の食事に取り入れると、生涯において自然に発生する微小腫瘍の進展を防ぐ条件をつくり出す。

■ 食事でがんを予防することは無害な化学療法に等しい。がんが成熟して身体の正常な機能を脅かす前に、食品の抗がん化合物を用いて発生源でがんと戦うのである。

第5章　フィトケミカル：
夕食には抗がん化合物の小皿を

自然は最高の医者である．病気の４分の３を治し、同僚の悪口は決して言わない．

ルイ・パスツール（1822〜1895年）

我々が口にする食品に含まれる栄養素は、三大栄養素（炭水化物、タンパク質、脂質）と微量栄養素（ビタミン、ミネラル）に分けられる（図25）。しかし、野菜や果物に含まれているのは栄養素だけではないので、この分類は完全ではない。実際のところ、野菜や果物にはフィトケミカル化合物（フィトはギリシャ語で植物を指す）といわれる他の分子がかなりの量含まれている。これらの化合物は色彩をはじめとした官能特性（感覚器官で感知される特性）を示す基になっている。野菜や果物だけでなく飲料とスパイスの官能特性は、多くの国の伝統料理と密接に関係している。

ラズベリーの鮮やかな赤、ニンニクの独特の香り、ココアや紅茶の強い渋み、これらはすべてそれぞれの食品がもつ様々なフィトケミカル化合物による。しかもこれらの化合物は含量が高い。その

ため、野菜や果物そして紅茶や赤ワインのような飲料からなるバランスの取れた食事には、ざっと１〜２gのフィトケミカル化合物が含まれている。これは1日に5,000〜10,000種の化合物を摂取しているのに等しい。取るに足りないどころか、野菜や果物のフィトケミカル化合物は、これらの食品の重要な特徴であるのは明らかである（表8）。

つい最近まで、野菜や果物ががんをはじめとした慢性疾患を防ぐのは、ビタミン、ミネラル、それに食物繊維だけによると考えられていた。しかし、大量のビタミンのサプリメントを摂取することで、がんを含めた慢性疾患から身を守ることができるとは一切示されていない。それどころか、実際にはこのテーマについて行われた多くの研究では逆の結果が得られている。つまり、これらのサプリメントのうちいくつか、とくにβ-カロテン、

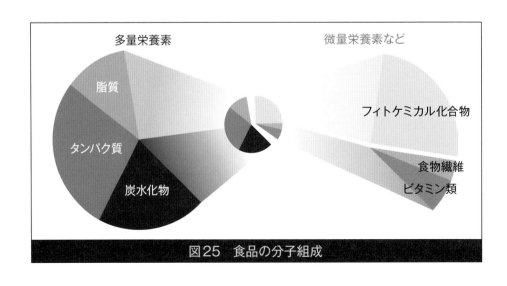

図25　食品の分子組成

表8　生命に必須な成分の種類
・水
・アミノ酸：9種類
・脂肪酸：2種類
・ビタミン：13種類
・ミネラル：13種類
・フィトケミカル化合物：10,000種類

セレン、ビタミンAとビタミンEでは大量に摂取すると死亡リスクが高まるとさえいわれているのである。最近では、植物性食品の常食によるがんの予防効果は、含まれるフィトケミカル化合物の含量に関係していることが徐々に明らかになりつつある。

フィトケミカルの小皿、それは抗がん化合物の兵器庫

　フィトケミカル化合物は、植物が微生物、昆虫、捕食者から引き起こされる感染や傷害から自らを守るための物質である。植物は攻撃者から逃げることができないため、環境中の攻撃者からの有害な影響を撃退したり中和したりする高度な防御システムを開発する必要があった（囲み記事10、p.48）。これらの天然の農薬は、植物種の生存に必須のものであるが、一方では地球上のすべての動物にも同じことがいえる。自明のことだが、これらの殺虫剤のいくつか（とくに、カフェイン、ニコチン、モルヒネ）には、強力な精神活性作用があり、人々の日常生活に大きな影響を与えている。

　植物が産生するフィトケミカル化合物は、抗菌、抗カビ、殺虫作用をもっていて攻撃者から受ける被害を軽減し、過酷な条件下での植物の生存を可能としてい

る。このため、攻撃者に最も攻撃されそうな部位、とくに根や果実にこれらの化合物がしばしば大量に含まれている。たとえば、第15章でみるように、ある種の微生物が感染したブドウの実は、防カビ剤として働く物質を大量に分泌しこの侵略者からの悪影響を打ち消している。

　しかしながら、これらの様々なフィトケミカル化合物による防衛は、植物の健康を守るだけのものではない。これらの物質はがんに対する我々の防御機構の最前線でも働いているのである。植物性食品から単離された多くの化合物は、実際にがんの発達における様々な生理過程を阻害することが示されていて、この病気の進行と戦うための手軽に使える最も強力な武器となっている。

　植物由来の数万種類のフィトケミカル化合物は、がんの進展を防ぐための多彩な薬理作用をもっている。その機構は、がん細胞への直接的な攻撃、がん細胞を無害な潜在状態に保つための環境の改変、あるいは抗がん化合物の取り込みの増加などがあり、これによりがんの進展を抑えている（図26）。

　さらに、植物性食品は非常にカロリーが低い食べ物であるため、常食しても摂取エネルギーが低く、がんの重大なリスク要因である肥満を避けることができる。また、植物由来の食品による腸内細菌叢の構成に及ぼす影響も無視できない。デンプンや食物繊維は小腸ではほとんど吸収されず、ほとんどは大腸に常在している細菌の発酵に使われて抗炎症作用のある短鎖脂肪酸などの物質を産生する。この機構が重要であるのは、マイクロバイオームといわれる腸内細菌叢の組成が、

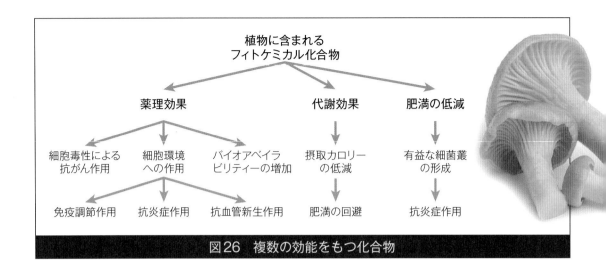

図26　複数の効能をもつ化合物

代謝の制御や慢性疾患の予防に必須の要素であることが一般に認識されつつあることからも理解できる。たとえば、肥満の人のマイクロバイオームは痩せた人のものとは異なっていて、この差が大腸がんや肝がんのリスクの増加と関連している。興味深いことに、ポリフェノールに代表されるようなフィトケミカル化合物のいくつかは、同様に小腸での吸収が非常に悪く大腸にまで到達し、有益な腸内細菌の生育を促進する。多量の植物類を食生活に取り入れるだけで、がんの予防に必須な善玉菌が最適な割合で構成されたマイクロバイオームの形成が促されるのである。

　植物は、含有量に程度の差こそあれ、多様なフィトケミカル化合物をもっていて（図27）、食品がもつ官能特性（苦味、渋み、香りなど）はこれらの化合物によっている。人によって植物性の食品を好まないのは、この官能特性が大きく影響している。つまり、我々の脳は、脂肪や砂糖の味は迅速で効率的なエネルギーの供給と認識するが、植物の苦みや渋みは有害な物質と判断する。我々の脳にあ

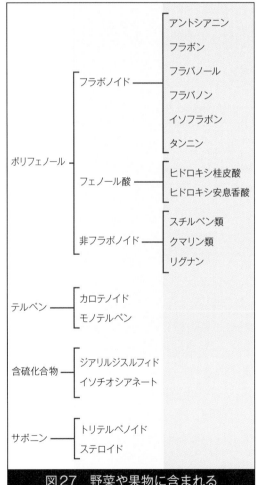

図27　野菜や果物に含まれる
主なフィトケミカル化合物

表9　ポリフェノールと健康
• フィトケミカル化合物の中で最も大きな種目
• 食品の苦みと渋みの原因分子
• 摂取量が食事により1日当たり0〜1gと大きく変動する

るこのような反射神経は、幸いなことに進化の過程で徐々に失われてきた。その結果、人類は健康維持に役立つ多数の植物種を特定できるようになったのである。

食品に含まれる主なフィトケミカル化合物は、色や匂いだけで容易に識別できる。たとえば、鮮やかな色をした果物の多くは、ポリフェノールといわれる一群の化合物を多く含んでいる（表9）。現在までに4,000種以上のポリフェノールが確認されていて、これらの分子は赤ワインや緑茶などの飲料のほかに、干しブドウ、リンゴ、タマネギ、ワイルドベリーにも多く含まれている。また、様々なハーブやスパイス、さらに野菜やナッツにもポリフェノールが含まれている。別の種類のフィトケミカル化合物は、特徴的な匂いをもっている。たとえば、つぶしたニンニクや茹でたキャベツの硫黄臭はそれぞれに含まれる硫黄化合物によるものであり、柑橘系の香りはある種のテルペンが関係している。

これらの化合物に関しては、それぞれの各章で詳しく説明することにしよう。ここでは、フィトケミカル化合物の含有量が多いがために、がんの予防効果を発揮しニュートラシューティカルとみなされている食品について述べることにする。ここでニュートラシューティカルとは、野菜、果物、飲料、あるいは発酵食品のなかで、抗がん作用をもつ、少なくとも

一種類の化合物を多量に含む食品のことをいう。

ニュートラシューティカルの概念に基づくと、がんの進展を妨げるための食事に含むべき食材を優先して選ぶことができる。すべての野菜と果物はフィトケミカル化合物を含むのであるが、それぞれの含有量と特性は、野菜によりあるいは果物により大きく異なっている。すべての野菜と果物は同じではないのである。ジャガイモやニンジンは、がんを予防するフィトケミカル化合物の含量の点でブロッコリーやサボイキャベツ（ちりめんキャベツ）とは比べ物にならないし、バナナはブドウやクランベリーとは比べるに値しない。また、食品に含まれる活性を有する化合物の濃度は、大きく異なり、場合によってはひとつの食材にしかないものもある。

このような違いはがんの予防に大きく影響する。たとえば、野菜と果物の総摂取量による発がんリスクへの影響を調べた研究では、9％程度とほんの少しの減少しか認められていない。一方、特定の植物の摂取量で調べると、一部のがんに対する発がんリスクの低下はより大きくなる。76,000人の女性を対象にした最近の研究では、モモやブルーベリーを常食すると、ホルモン非依存性の乳がんを発症するリスクが3分の1減少するが、他の果物では、大きな影響は認められていない（図28）。同じようなことが、すべての植物性食品についてもいうことができる。つまり、食品により、有効性を示すがんの種類が異なるのである（表10）。そのため、抗がん活性をもつ多種類の植物を常食することでこれらの予防効果が

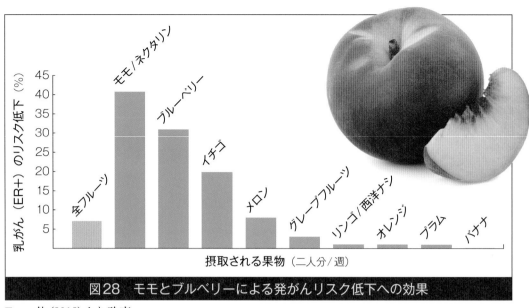

図28 モモとブルベリーによる発がんリスク低下への効果

Fung 他 (2013) より改変.

表10　特定の食品摂取とがん発症率との関係についての前向き研究			
食品	被験者数	がんの種類	発がんリスクの減少
アブラナ科の野菜	47,909	膀胱	50%
	4,309	肺	30%
	29,361	前立腺	50%
トマト	47,365	前立腺	25%
柑橘類	521,457	胃、食道	25%
	477,312	胃	39%
緑色野菜	81,922	すい臓	75%
（食事性葉酸塩）	11,699	乳房（閉経後）	44%
緑色野菜	31,000	乳房	30%
リグナン	58,049	乳房（ER+閉経後）	28%
ニンジン	490,802	頭頸部	46%
リンゴ、西洋ナシ、プラム	490,802	頭頸部	38%
緑茶	69,710	結腸直腸	57%
植物油とナッツオイル	295,344	前立腺	32%
（食事性トコフェロール）			
ビタミンD/カルシウム	10,578	乳房（閉経後）	35%
ブルーベリー	75,929	乳房（ER-）	31%
ナッツ	75,680	すい臓	35%

足し合わされ、全体としての発がんリスクを実際に減らすことができるようになる。

　このような考え方は植物の抗がん作用を説明するときの手掛かりになる。とい

うのも、最大のがんの予防効果を示す多くのフィトケミカル化合物は、偶然にも特定の食品にしか含まれていないのであるから（図29）。たとえば、ダイズのイソフラボン、ブドウのレスベ

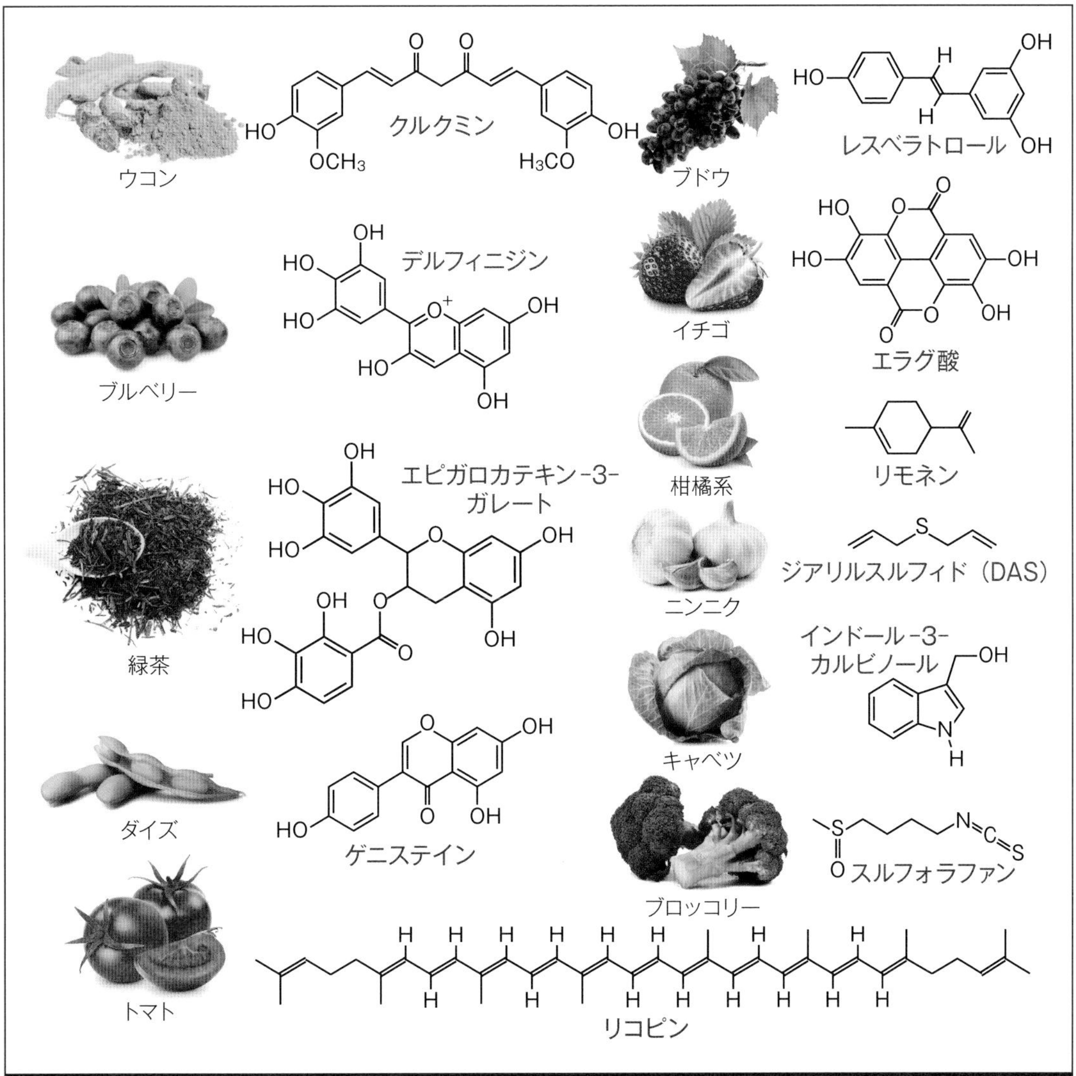

クルクミン
ウコン

レスベラトロール
ブドウ

デルフィニジン
ブルベリー

イチゴ

エラグ酸

エピガロカテキン-3-ガレート
緑茶

柑橘系

リモネン

ジアリルスルフィド（DAS）
ニンニク

インドール-3-カルビノール

キャベツ

ダイズ

ゲニステイン

スルフォラファン
ブロッコリー

トマト

リコピン

図29　食品に含まれるフィトケミカル化合物の例

ラトロール、ターメリックのクルクミン、ブロッコリーのイソチオシアネートやインドール類、緑茶のカテキンはすべて抗がん作用のある化合物で、すべて自然界において極めて限定された植物種にしか含まれていない。言い換えると、一般に野菜と果物はバランスの取れた食事には欠かせないものであるが、発がんリスクを減少させるための食事という観点に立つと、含まれるフィトケミカル化合物をより詳細に検討する必要がある。

発がんリスクを低減させる食事の概念を一般化すると、自然界のなかで強力な抗がん作用のある化合物を含む食品から3種類の食品、つまり、緑茶、ダイズ、ターメリックを含むべきである。この理由は、後の章で紹介するように、これらの食品に含まれる物質に抗がん活性があることを明白に示す科学的証拠が存在しているからである。これに加えてがんの発症率が低い国、とくにアジアの国々では、緑茶、ダイズ、それにターメリック

囲み記事10
植物の会話

植物の自己防衛能力の高さはアカシアが行う戦略によく表れている。ガゼルの一種でアカシアの木を好む動物のクーズーがアカシアの葉を食べると、この木はエチレンガスをたちどころに発生する。このガスは空気中に拡散して、50mほどの距離にある別のアカシアにまで到達しタンニンという渋みのある物質の合成を促す。クーズーはタンニンにより喉の渇きを覚え、長時間にわたって食べるのを諦めるので、アカシア群生地の葉は壊滅的な被害を免れることができる（図

30）。植物がとる別の戦術の例として、コオロギ（*Schistocera americana*）などの草食性昆虫に対するものがある。この昆虫は"食事"の際にカエリフェリン（caeliferin）と呼ばれる分子を分泌する。植物にとってこの分子は植物に敵の存在を素早く知らせる信号となる。そうすると、植物はコオロギの天敵を誘引する芳香性物質の混合物を産生し天敵を呼び寄せ、コオロギからの攻撃を回避する。植物は大地に囚われの身となってはいるが、それでも言論の自由を行使する！

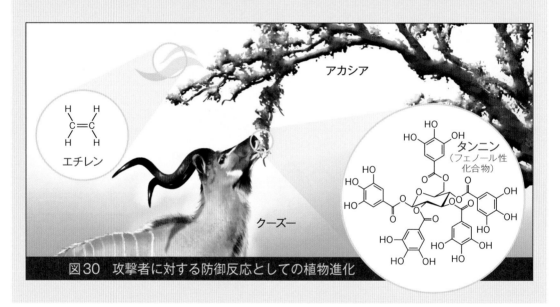

図30 攻撃者に対する防御反応としての植物進化

は食事の基本的な要素になっていることを指摘しておこう。

アジアの一部の国々でがんの発症率が低いということは、欧米の典型的な食事はかなり変更する必要があることを意味している。トマト、キャベツ、緑茶、唐辛子、ターメリック、ダイズ、ニンニク、ブドウなど幅広い食材を組み合わせることは、ある意味ヨーロッパとアジアの文

化が培ってきた数千年にわたる食文化を取り込むことに等しい。世界の隅々から食材の調達が簡単になっている現状において、大多数の人がこのような食材の組み合わせを実践することが可能になっている。

そして、抗酸化剤を超えた働きもの

フィトケミカル化合物ががんを予防す

囲み記事11

抗酸化剤とは？

我々が呼吸で使用する空気中の酸素は、細胞では助燃材として機能し、燃焼で得た生化学エネルギーは重要な物質であるATPの中に蓄えられる。しかし、この燃焼は完全なものでなく、"フリーラジカル"といわれる"廃棄物"がかなりの量で発生する。これらのフリーラジカルは、細胞の構成成分、とくに、DNA、タンパク質、脂質の構造を破壊し大きなダメージを与えるため、細胞にとって有害な物質である。細胞が古くなると、フリーラジカルによって引き起こされる損傷が5万個以上蓄積し、これによるDNAの劣化はがんの発生につながる可能性がある（表11）。抗酸化剤は、単純にいえばフリーラジカルを無害化してその害を減少させる分子ということになる。我々の細胞にはいくつかの抗酸化剤が含まれていてフリーラジカルから細胞を守っていが、この防御は多数の有害な食物や我々の周りにある環境物質（たとえば、電離放射線、紫外線、タバコの煙）に対抗するには十分ではない。そこで、食事から抗酸化剤を摂取すると、細胞の自然な防御システムが強化され、がんから守られるようになる可能性が考えられる。しかし、いくつかの研究では抗酸化剤（β-カロテン、ビタミンAとビタミンE）を加えても発がんリスクには影響せず、逆にリスクを上げる可能性すら示されている。

表11　酸化ストレス

- 古い細胞のDNAには67,000個もの欠損が蓄積している。
- 体重155ポンド（70 kg）の人は、1年に3.7ポンド（1.7 kg）ものフリーラジカルを生成する。
- ビタミンCによる抗酸化効果は、全体の15%にも満たない。

る機構を述べる前に、これらの分子は単なる抗酸化剤ではないことを記しておかなければならない。今日では食品がもつ有益な特性は、それらがもつ"抗酸化力"、あるいは"抗酸化剤"の含量に関する情報を抜きにしては語れない。抗酸化剤という言葉は現在ではマスメディアで乱用されているので、植物性食品の唯一の機能は抗酸化剤の供給源と考えがちである（もちろんビタミンの供給源でもあり、ビタミンにも抗酸化作用があるものが多いのは事実であるが・・・）。さらに、まさにこの特性だけで健康に良い食品かそうでないかを判断している（囲み記事11）。

確かに、いくつかのフィトケミカル化合物、とくにポリフェノールはフリーラジカルを消去するのに最適な化学構造をもっていて、これらの化合物は実際のところビタミンよりもはるかに強力な抗酸化剤となっている。たとえば、中くらいの大きさのリンゴには、ビタミンCの含量は約10 mgと比較的少ないが、抗酸化力はビタミンCに換算すると2,250 mgに達する。言い換えると、野菜と果物の抗酸化力はポリフェノールのようなフィトケミカル化合物に起因していて、ビタミンの寄与する割合はかなり小さい。

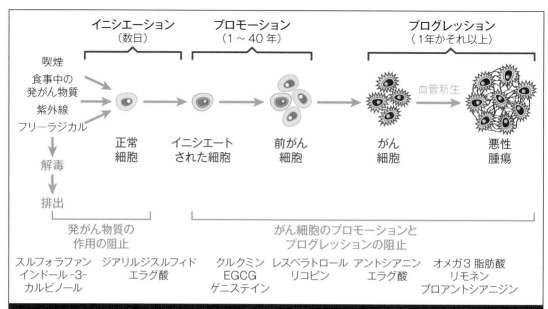

図31　抗がん化合物の作用

　一方、次の章で重要性を紹介するイソチオシアネートは、他の部類に属する化合物と同等の抗酸化活性をもっているが、それとは別に、がんの発症に最大の予防効果を与える化合物のひとつでもある。すなわち、抗酸化活性は多くの化合物のもつ特性のひとつであるが、この特性が生物学的な効果を代表するものとは必ずしもいえない。抗酸化理論は、多かれ少なかれ長年にわたって蓄積されてきたある種のデータと矛盾することはない。たとえば、焼いた皮付きジャガイモの抗酸化活性は、ブロッコリーの4倍、カリフラワーの12倍、ニンジンの25倍もある。しかしながら、これにはがんの予防効果はほとんど認められない。つまり、抗酸化作用は植物由来の多くの食品に共通する特性であり、フリーラジカルの害を打ち消すのに確かに役立つかもしれない。とくに、いくつかの心血管系の疾患の原因である血管壁の酸化に関してはそうといえよう。とはいえ、これらの食品を抗酸化剤の供給源としてだけで捉えるのは避けなければならない。最近、アメリカ農務省（USDS）が食品の抗酸化活性に関するデータを公表するのを中止したのは、製造者が食品の価値をアピールするあまりこの数値が曲解されるのを防ぐためである。

　逆に、ニュートラシューティカルを毎日摂取するような食事の利点は、これらの食品に含まれる化合物の多彩な作用機序にある。フィトケミカル化合物は、単にフリーラジカルを消去するだけでなく、がんの発症に関係した多くの異なる事象を標的とする特性をもっていて、がん進展のいくつかの段階で機能している（図31）。つまり、ニンニクやキャベツに含まれる活性化合物は発がん性物質の活性化を阻止し、ポリフェノール（レスベラトロール、クルクミン、カテキン、ゲニステイン）は腫瘍細胞に直接的に働きかけ、また、がん発生に必要な血管新生を阻害することで腫瘍の増殖を抑制する。

食品に由来する化合物が標的とする過程は現在医薬品として開発された合成分子のものといくつかの点で似ており、抗がん作用をもつ分子を高濃度含む食品は薬剤と同じ作用をもつことを改めて示している。このフィトケミカル化合物を組み合わせると、腫瘍が発達する機会をほとんど与えない。それは、発がん物質の突然変異活性（変異原性）を最初から排除したり、あるいは何とか成長しようとする微小腫瘍の増殖を制御したりすることで、最終的にはこれらの化合物が腫瘍を初期の状態に保ち生体に障害を与えないようにしているからである。

要約

■ 植物は単なるビタミンとミネラルの供給源ではない。植物の健康維持に重要な役割を果たしている数千種類のフィトケミカル化合物が含まれている。

■ これらのフィトケミカル化合物は、がんの発達に関係した多くの過程を標的とした大変強力な抗がん特性をもっている。

■ これらの化合物を高濃度含む食品を常食することを基本とした食事は、容易に使用できるがん予防の武器となる。

第2部
がんと戦う食べ物たち

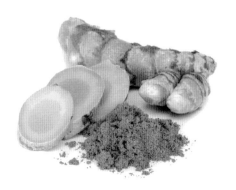

第6章　がん細胞はキャベツを嫌う

私は皆が働くことを、できる限り人生の務めを長く伸ばすことを欲する.
そして死は私が甘藍でも植えているところに、・・・

ミシェル・エケム・ド・モンテーニュ，エセー I XIX（1595年）

〔原二郎訳，エセー（一）岩波書店（1991年）より〕

イリアスの物語を基にしたギリシャ神話によると、ブドウ収穫の神ディオニュソスが旅でトラキアを通ったときに、この上ない非道の仕打ちを受けた。エドニアの王リュクルゴスは好戦的で、神の軍勢を牛追い棒で撃退し、ディオニュソスを海の精テティスの洞窟に押しやった。この勝利に狂喜したリュクルゴスは、神の聖なるぶどうの蔓と思い込んでいたものを切り落としたが、それは実際には彼の息子ドリュアースの足であった。ディオニュソスはこの冒涜に対してトラキア人に大干ばつをもたらすことで王を罰し、リュクルゴスに死をもたらすことでしか怒りを収めることができなかった。エドニア人から拷問を受け、八つ裂きにされたリュクルゴスは、死の間際に痛みに耐えながら涙を流した。その涙が落ちたところからキャベツが生えてきたという。

この伝説は決してキャベツにまつわる単なる奇想天外な話ではなく（まさに赤ん坊の誕生での役割を思い浮かべるのもそうであるが）、ヨーロッパと地中海沿岸の文明の歴史においてこの野菜が果たした役割の大きさを反映している。6,000年以上の栽培の歴史をもち、我々の野菜の中ではまさに古株ともいうべきキャベツは、食の歴史のなかにも、古代や中世の文学作品のなかにも登場する。パンタグリュエルの物語で、「キャベツを植えるものは、3、4倍幸せだ。栽培は静寂と平和の印だから」とラブレーに言わしめたように。

しかし、この野菜はどう見ても人々の情熱や熱意を呼び起こすようなものではない。ある人には味気なく、別の人にはおいしくもない。キャベツとその仲間は、人によっては多かれ少なかれ嫌われてもいる。しかし、適正な時期に収穫し適切に料理することでご馳走にもなってくる。とくに、がんの発生を効果的に防止する能力の高い食品のひとつとして。

キャベツは、アブラナ科（*crucifer*）と呼ばれる野菜の原型である。この名称は花の形が十字架（*crucifix*）に似ていることに由来する。にわかには信じがたいことかもしれないが、今日のキャベツ類の栽培品種——ブロッコリー、カリフラワー、芽キャベツ、ケールなど——はすべて野生のキャベツの直系の子孫である（囲み記事12、pp.55〜56）。この原生種（*Brassica oleracea*）は、現在もヨーロッパの大西洋を望む地域や地中海沿岸の岩だらけの丘や断崖絶壁といった険しい地域に自生している。人々はこの株から優良株を選別することで栽培種へと改良を進め、およそ4,000年前には地域の人々の口に合うような品種を得るに至っている。たとえば、ローマ人は大量の花をもつ品種が好みのようで、ブロッコリーやその後にはカリフラワーの開発に成功している。専門家たちは、今日知

囲み記事12
キャベツの仲間

　キャベツ類の植物は、植物学的には *Brassica* といわれるアブラナ科に属している。消費されている主なキャベツ類は、すべて野生種（*Brassica oleracea*）の子孫で、白または緑の結球性キャベツ（*B.o. capitata*）、ブロッコリー（*B.o. italic*）、カリフラワー（*B.o. botrytis*）、芽キャベツ（*B.o. gemmem*）、ならびに、ケールやコラードなどの葉物キャベツ（*B.o. acephala*）などがある。アジアで食用に供されるキャベツは、アブラナ科の別の品種の子孫で、より繊細な風味をもっている。一時期栽培されていた何百種類ものキャベツ類が現在では消滅してしまったが、これは均一性と生産性を求める商業的な圧力によるものであろう。アブラナ科の植物には、カブ、カラシナ、クレソン、ルッコラ、大根などがあり、油脂の採取に用いるナタネとカナダの栽培種キャノーラもそのなかに含まれる。

● キャベツ

　このカテゴリーには、形や色が異なる様々なキャベツが含まれている。白や赤の滑らかな葉のキャベツ、緑色の縮れた皺の葉をもつミラノキャベツ（サボイキャベツ）などがある。後者は、北アメリカではケールと呼ばれることが多いが、ヨーロッパ産の非結球型のケールと混同しないように。

● ブロッコリー

　"健康的"な食品のなかで、最もその名がふさわしい野菜であるブロッコリーは、原産地の南イタリアやギリシャ以外では、実際には長い間無名の存在であった。名前の"ブロッコリー"は、ラテン語で"枝"を意味する bracchium から来ている。これは、小木の枝のようなブーケの形に由来するのであろう。ブロッコリーの栽培は、長い間イタリアに限られていたが、ローマ帝国の衰退とともに東地中海沿岸地域に広まった。カトリーヌ・ド・メディチとアンリ2世の結婚のとき、すなわち、16世紀初頭になって初めて、ブロッコリーは"イタリアン・アスパラガス"の名前でフランスに登場した。同じように、イタリアからの大規模移民によって、ブロッコリーは北アメリカにもたらされ、今では最も普及している緑黄色野菜のひとつになっている。

● カリフラワー

　ローマ人は Cauli-flori、12世紀のアラブ人は Syrian cabbage と呼んでいたこのキャベツの変種は、ブロッコリーの子孫と思われる。ローマ帝国の滅亡後に中近東に渡り、その後ヨーロッパに戻ってきた。マーク・トウェインは、「カリフラワーは大学教育を受けたキャベツに他ならない」と『まぬけのウィルソンの悲劇』のなかで皮肉ったが、おそらく間違ってはいない。豊富な花蕾が厚い葉に包まれていて、クロロフィルが不足しているこのキャベツを選別するのに相当な努力（大学教育）が必要だったに違いない。

● 芽キャベツ

　世界は二つに分けられるといってもよいだろう。芽キャベツが好きな人とそうでない人とに、である。キャベツのこの品種は13世紀には出現していたと思われるが、実際の耕作は18世紀の初頭に

北ヨーロッパのブリュッセル近郊で始まった。ブリュッセルの増え続ける人口を賄うため、耕作地から最大限の収穫を得るために栽培されたのである。一本の茎に20〜40個の小さなキャベツが生じるので、あらゆる面で上出来といってよいだろう。芽キャベツは抗がん作用のあるフィトケミカル化合物の含有量では特出している。茹ですぎない限り、がんの予防に有効な食材である。

●葉キャベツ

　この*acephala*という品種のキャベツは、"頭のない"という意味で、非結球性で厚く平らな葉をもっている。葉の形状は、コラードでは比較的滑らかで、ケールでは縮れた様相を呈する。植物学者は、これらのキャベツ類、とくにケールは原生種に近い形をしているので、これらの種が栽培された最初のキャベツであると推定している。さらに、植物学の父であるギリシャのテオフラストス（紀元前372〜287年）は、ケールを含む数種類のキャベツの栽培を著書に記載しており、後になってローマ人のプリニウスやカトもこのことを確認している。とくに、北ヨーロッパで人気のこれらのキャベツは、鉄分、ビタミンAとビタミンC、葉酸、ならびに後で説明するように、抗がん化合物が豊富であることはもっと知られてよい。

られているキャベツのほとんどの品種は、紀元前3世紀のローマ時代にはすでに存在していたと考えている。そのため、このようなキャベツの品種改良は、古代では活発に行われていたと想像される。

キャベツの効能

　アブラナ科の植物は、古くは主に薬用として栽培されていたようである。中国で6,000年以上前に栽培されたカラシナに始まり、その後ギリシャやローマの植物学者たちにより様々なキャベツ類の植物の栽培が記録されている。基本的には、難聴から痛風、さらには胃腸障害までの様々な病気の治療を目的として栽培された。とくに、ギリシャやローマの人々はキャベツを重要な薬用植物と考えていて、一時期はニンニクに代わって愛用されたこともあった。キャベツはピタゴラスにより賞賛され、ヒポクラテス（紀元前460〜377年）からは、「1,000種の薬効をもつ植物」と称えられた。下痢や赤痢の治療薬として推奨され、とくに、当時は健康維持に必要な食品と考えられていた。そして、確かにディオゲネス・ザ・キニック（紀元前413〜323年）は粗末な樽を住居とし、ほとんどキャベツだけを食べることだけで89歳まで齢を重ねた。

　マルクス・ポルキウス・カト、すなわち大カト（紀元前234〜149年）は有力なローマの政治家で、すべての役職のなかで最も名誉があり、最も権力のある監察官、つまり税額決定の最高責任者である行政長官の地位についていた。彼はケルト語でキャベツを意味するbresicからブラシカ（*Brassica*）という言葉を使った最初の人物で、この名称は現在でもこの類の野菜を指す言葉として使用されている。当時、すべての医師はギリシャ人で、彼らに対して強い疑念を抱いていたカトは、キャベツは万能薬であり彼の若さと強壮性を保つ源と考えていた（彼は

80歳で息子をもうけた）。カトは、余暇を100種類以上の薬用植物を育てることに充てていて、彼の農業論『De agricultura』のなかで、「キャベツは、生で酢に浸けたもの、あるいは油で調理したものを食べることで、ワインの飲みすぎによる二日酔いからその他の様々な病気まで、すべてを消し去りすべてを治す」と記している。また、砕いたキャベツの葉を塗ると、乳房の潰瘍が治ったとも述べている。幸いなことに、現在ではより効果的な乳がんの治療法が知られているが、アルコールの飲みすぎを和らげるものとしてキャベツは古くから受け継がれている。これは、最近ロシアの市場に登場した、宴会後の不快感を軽減するためのキャベツジュースもその表れといえる。

アブラナ科の野菜の抗がん作用

これまで行われた研究から、アブラナ科の植物は野菜や果物のなかで抗がん特性をもつ物質の主要な供給源のひとつであることが示されている。たとえば、医療従事者47,909人のうち、10年間での膀胱がんの発症者252人についての分析が行われている。その結果は、1週間に5皿以上のアブラナ科の野菜、そのなかでとくにブロッコリーとキャベツを食べる人は、1皿以下しか食べない人と比べて膀胱がんのリスクが半減していたというものである。同じような結果が乳がんについても示されている。すなわち、スウェーデンの女性で1日にアブラナ科の野菜を1か2皿食べる人は、全く食べないか、ほとんど食べない人と比べて乳がんの発症リスクが半減していた。アブラナ科の野菜が実際に防御効果を有するこ

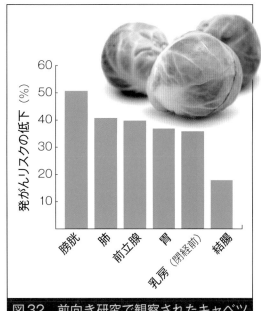

図32　前向き研究で観察されたキャベツによる発がんリスクの低減効果

とを示した科学的研究のすべての紹介は行わないが、この植物の摂取は他のがん、たとえば、肺、胃腸器系（胃、結腸、直腸）、ならびに前立腺のがんの発症リスクの低下に関係している（図32）。前立腺がんの場合、1週間に3皿以上のアブラナ科の野菜を摂取すると、前立腺がんの発症を防ぐとして名高いトマトよりも効果が高い（第13章参照）。

アブラナ科植物には、ある種のがんの再発予防に対する効果も認められている。たとえば、膀胱がんの患者で週1皿以上のブロッコリーを食べる人では、このがんによる死亡リスクが60％低下していた。同じように、乳がん経験者の再発リスクは、アブラナ科の植物を週3回食べることで50％低下することが示されている。

したがって、がんの予防には、食事のなかの野菜と果物の摂取量が鍵になるが、以上のデータはある種の野菜、とく

にアブラナ科の植物が重要であることを示している。このような事実は、西洋の食事、とくに北アメリカの食事を考えるうえで大切な意味をもっている。そこではジャガイモが1日の野菜と果物の摂取量の50％を占めていて、アブラナ科の野菜は限られた割合でしかない。

キャベツ類の野菜が含む
フィトケミカル化合物

　キャベツ類の野菜が何種類かのがんの発症リスクを劇的に低減させるという事実は、これらの野菜がフィトケミカル化合物の重要な供給源であることを示唆するものである。人類が食する植物のなかで、アブラナ科の野菜は抗がん作用をもつフィトケミカル化合物の宝庫といってよいだろう。後で述べるような抗がん作用のある別の食品にもみられる何種類かのポリフェノール化合物に加えて、アブラナ科の野菜はグルコシノレートといわれる一連の化合物を含んでいる（表12）。これらの分子はすべてのアブラナ科植物にかなりの量が含まれているが、とくに、芽キャベツと葉キャベツ（コラードとケール）に豊富である。

グルコシノレート化合物

　グルコシノレートが食品を通したがん予防で特徴的なのは、これらの分子が直接的にその作用には関わっていないということである。これは、後の章で説明するフィトケミカル化合物とは異なった特性といえる。つまり、グルコシノレート化合物は、イソシアネートとインドール類といわれる、強力な抗がん作用をもつ二種類の化合物群を放出することで効力

表12　主なアブラナ科の野菜のグルコシノレート含量	
アブラナ科の野菜	グルコシノレート (mg/100 g)
芽キャベツ	237
コラード	201
ケール	101
クレソン	95
カブ	93
キャベツ（白または赤）	65
ブロッコリー	62
カリフラワー	43
チンゲンサイ	54
ハクサイ	21

McNaughton and Marks (2003) より改変.
含量はこれまでに得られた結果の平均を示す.

を発揮しているのである。

　自然界には100を超える種類のグルコシノレートが存在していて、これらの化合物はイソチオシアネートとインドール類という、それぞれが高い抗がん活性をもつ物質の"貯蔵庫"となっている（表13）。野菜が咀嚼され細胞が砕かれると、それまでは細胞内の別々の収納場所に閉じ込められていた様々な成分が混合される。

　ブロッコリー細胞のとある収納場所に閉じ込められていたグルコシノレートは、別の収納場所に存在していたミロシナーゼという酵素と混ざり合う。この酵素はグルコシノレート分子の特定の部位の化学結合を切断する能力をもっているので、ブロッコリーが食事に供されると、主たるグルコシノレートであるグルコラファニンの分解反応が進行するようになる。その結果、強力な抗がん作用をもつ化合物、スルフォラファンが生じてくる（図33）。つまり、アブラナ科の野菜に含ま

表13　アブラナ科野菜のイソチオシアネート	
野菜	主なイソチオシアネート
キャベツ	アリルイソチオシアネート
	3-メチルスルフィニルプロピルイソチオシアネート
	4-メチルスルフィニルブチルイソチオシアネート
	3-メチルチオプロピルイソチオシアネート
	4-メチルチオブチルイソチオシアネート
	2-フェニルエチルイソチオシアネート
	ベンジルイソチオシアネート
ブロッコリー	スルフォラファン
	3-メチルスルフィニルプロピルイソチオシアネート
	3-ブテニルイソチオシアネートアリルイソチオシアネート
	4-メチルスルフィニルブチルイソチオシアネート
カブ	2-フェニルエチルイソチオシアネート
クレソン	2-フェニルエチルイソチオシアネート
ガーデンクレス	ベンジルイソチオシアネート
ラディッシュ	4-メチルチオ-3-ブテニルイソチオシアネート

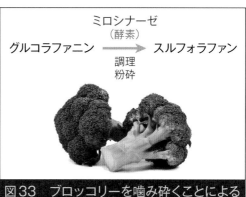

図33　ブロッコリーを噛み砕くことによるスルフォラファンの生成

おくべき事柄がある。第一に、グルコシノレートは水に非常に溶けやすいという特性をもっている点である。たとえば、アブラナ科の野菜は大量の水で10分間ほど茹でただけでグルコシノレートの含量が半減してしまう。このため、この操作は避けるべきである。第二に、ミロシナーゼは熱に弱いという特性をもっている点である。そのため、水の量が多いか少ないかにかかわらず長時間の加熱を行うと、イソチオシアネートの生成量がかなり減少する。腸内細菌叢の一部がグルコシノレートをイソチオシアネートに変換するという報告もあるので、熱による酵素の失活した分を補う可能性もないとはいえないが、この機構はまだ明確に証明されたわけではない。したがって、アブラナ科植物の調理はできる限り少量の水で行うべきである。そうすることでこれらの野菜を水に浸けることで生じるミロシナーゼとグルコシノレートの流出を減少させることができる。また、蒸したり、あるいは中華鍋で炒めたりするなど、手早く調理することでアブラナ科の野菜がもつ抗がん作用のある分子をたやすく最大限にまで引き上げることができる。

れる抗がん化合物は、野菜の体内では不活性な状態で存在している。しかしながら、この野菜は食べられると活性な抗がん化合物を放出し、後に述べる抗がん作用を発揮できるようになるのである。

このような複雑な機構が存在しているので、アブラナ科の野菜に含まれるイソチオシアネートとインドール類の摂取量を最大限に高めるにはいくつか注意して

また同時に、これらの野菜はより引き立ち、旨味も増す。冷凍食品は加工時に高温での煮沸工程を経ているので、グルコシノレート含量とミロシナーゼ活性の両方が低下する。したがって、これらの食品は抗がん作用のある分子の供給源としては、新鮮な野菜よりも明らかに劣っている。最後に、活性分子の放出を促すために、野菜をよく噛むことを忘れないでほしい。

スルフォラファン、それはイソチオシアネートの"スター"

イソチオシアネートには硫黄原子が含まれている。キャベツやその仲間を茹ですぎると特徴的な匂いが生じるのはそのためである。それぞれのイソチオシアネートは別々のグルコシノレートに由来するので、アブラナ科の野菜から生じるイソチオシアネートはそれぞれの野菜に含まれるグルコシノレートで決定される。また、グルコシノレートのなかにはすべてのアブラナ科の野菜に普遍的に含まれているグルコシノレートもあるが、その一方で、特定の植物にだけ高濃度局在しているグルコシノレートも存在する。イソチオシアネートにより抗がん活性が異なるので、グルコシノレートの組成の違いは抗がん作用という観点から重要である。この顕著な例として、ブロッコリーに含まれるスルフォラファンを挙げることができる。

スルフォラファンはこの物質を高濃度含むホアリークレス（アコウグンバイ）（Cardaria cress）から1959年に初めて単離された。しかし、栄養学的見地からはブロッコリーのほうが圧倒的に優れた供給源であり、1皿からは60 mgまでのスルフォラファンを摂取することができる。また、興味深いことに、ブロッコリースプラウト（新芽）には成熟したブロッコリーの100倍ものスルフォラファンが含まれている。

スルフォラファン、つまりブロッコリーは、がん予防のための食事として特筆すべきものがある。このことは過去20年間にわたる研究により、スルフォラファンががんを引き起こす可能性がある有害物質の排出を促進することが示されたことからも当然といえる。スルフォラファンは、解毒システムの効率を上昇させることで、発がん性物質で生じるマウスやラットの乳房腫瘍の個数の減少や大きさの縮少を促すという事実は重要である。すでにみてきたとおり、この抗がん作用はヒトにも有効であることは疫学調査でも示されている。

スルフォラファンはまた、がん細胞に直接作用してアポトーシスを引き起こし、細胞死を促すことができるようである。髄芽腫といわれる小児脳腫瘍から単離された細胞に対して、食品由来の成分がこの細胞を死滅させることが可能かを調べた一連の研究で、我々は調べた物質のなかでスルフォラファンだけがその能力を有することを示した。スルフォラファンは、結腸がんや前立腺がんなどの他のがん細胞を死滅させることも分かっている。さらには急性リンパ芽球性白血病でも同様の効果を示すことから、この分子が腫瘍細胞に直接作用していることが示唆されている。

スルフォラファンは胃潰瘍の原因菌であるヘリコバクター・ピロリ（Helico-

bacter pylori) に対する抗菌作用を有している。この活性はがんとは直接的には関係ないようにみえるが、胃がんの予防には大切である。それは、この菌に感染し胃潰瘍に罹患すると、発がんのリスクが3〜6倍に跳ね上がることが今日では知られているからである。ブロッコリーを食べるとスルフォラファンは胃の中でこの菌に降りかかり、胃潰瘍への罹患を根元から妨げる効果がある。これらの特性により、スルフォラファンは一連のイソチオシアネートのなかで最も高い抗がん作用をもつものになっている。すなわち、ブロッコリーはがんの発生を防ぐための最も重要な食材のひとつといえる。

スルフォラファンはこのように多くの有益な特長をもってはいるが、ブロッコリーの常食だけががんの予防に役立つと考えるのは早計である。他のアブラナ科の植物から生じるイソチオシアネートやインドール類も多くの種類のがんに対する予防効果があり、これらの野菜によるがん予防の一翼を担っている。これらの分子のなかで、フェニルイソチオシアネート（PEITC）とインドール-3-カルビノール（I3C）が注目に値する。

PEITC

クレソンや白菜にはグルコシノレートの一員であるグルコナスツルチインが多く含まれていて、この化合物からフェニルイソチオシアネート（PEITC）が生じる。スルフォラファンと同じようにPEITCも実験動物を有害物質に曝した

ときに生じるがん、とくに食道がん、胃がん、結腸がん、肺がんを防ぐことができる。肺がんに関しては、喫煙者に1食当たり60gのクレソンを3日間摂食させると、タバコに由来する発がん性ニトロソアミンであるNNK[*10]が減少すると報告されている。NNKの極めて強い発がん性を考慮すると、これらの結果は強力な発がん性物質で引き起こされる腫瘍に対しても、イソチオシアネートがその発生を食い止めることができるということを明確に示している。

PEITCの抗がん作用には、がん細胞への直接関わる機構も存在することが徐々に明確になりつつある。実際のところ、がん細胞、とくに白血病細胞の他に結腸がん、乳がん、前立腺がんに対して、PEITCはイソチオシアネートのなかで毒性が最も強い物質のひとつである。この作用には、アポトーシスを引き起こし細胞死を導くことが関与している。この特性はPEITCが腫瘍の発生を抑えるだけでなく、すでに腫瘍が存在しているような場合にも予防的働きを果たす可能を示唆している。最近の研究は、実際にPEITCはがん幹細胞（腫瘍細胞の亜集団で、抗がん剤による治療をしばしば失効させ、再発の原因となる）を除去できることも示している。

したがってこれらの事実から、クレソンのような食事からのPEITCの摂取は、ある種のがんの発症に対する新たな障壁となりうることを示している。これはPEITCが発がん性の高い物質の作用を

---

*10 ［訳者注］4-（メチルニトロソアミノ）-1-（3-ピリジル）-1ブタノン〔4-(methylnitrosami-no)-1-(3-pyridyl)-1-butanone〕のこと。

打ち消す能力、ならびにがん細胞に対する細胞毒性を有しているからということができる。

インドール-3-カルビノール

I3Cはイソチオシアネートと同様にグルコシノレートの加水分解により産生される。一方で、硫黄原子が存在しないという分子構造上においても、また抗がん作用の作用機序においてもイソチオシアネートとは異なった特性を示す。I3Cはグルコブラシシンといわれるグルコシノレートの加水分解で生じる。また、このグルコシノレートは、アブラナ科の野菜のほとんど大部分に分布しているが、そのなかでブロッコリーや芽キャベツに若干多めに含まれている。

化学物質による発がん予防に関する最近の研究から、I3Cはエストロゲンの代謝に影響を与えることで、乳がん、子宮内膜がん、子宮頸がんなどのエストロゲン依存性のがんを抑制する機能があることが示されている。実際、I3Cはエストラジオールの構造を変化させ、これらの組織でのエストラジオールによる細胞増殖を抑制する働きがあるようである。この効果は、子宮頸部の細胞を、このがんの主たる原因であるヒト乳頭腫ウイルス（HPV）16とともに培養した実験から明確に示されている。つまり、細胞はエストロゲン処理によりがん化するが、I3Cの添加でがん細胞の増殖が抑えられるというものである。

まとめると、我々のはるか遠い祖先はキャベツの品種改良に多大な努力を重ねてきた。アブラナ科の野菜にグルコシノレートやその活性型であるイソチオシアネートやインドール類といった独特のフィトケミカル化合物が含まれるに至ったことを鑑みると、この艱難辛苦の過程は報われたというべきであろう。アブラナ科の野菜を食事に取り入れるだけで、これらの化合物をふんだんに取り込むことができる。そしてその結果、いくつかの種類のがん、とくに肺がんと消化器系のがんを防ぐことにつながる。現在入手可能なデータはとくに有望性を感じさせる。たとえば、ブロッコリーを週に3〜4皿の食事、これは多すぎるということではないが、がんの発生過程で注意すべき段階の大腸ポリープの形成を防ぐのに十分だと報告されている。最後に、アブラナ科の野菜に含まれるいくつかの成分は、エストロゲンに対する抑制作用を有するため、この野菜は乳がんとの戦いに不可欠のものとなっている。

要約

■アブラナ科の植物には数種類の抗がん化合物が大量に含まれている。これらの化合物は、発がん性物質による形質転換細胞の形成を防ぐことでがんの発生を抑制している。

■ブロッコリーと芽キャベツは、これらの抗がん性化合物の宝庫である。

■軽く火を通し、よく噛んで食べることがこの野菜がもつ抗がん作用を最大限に引き上げるために必要である。

第7章　ニンニクとタマネギ

我々はエジプトでただで食べた魚が恋しい! キュウリも、スイカも、ニラも、
タマネギも、そして、ニンニクも!

Torah，民数記11：5

ニンニクは健康に良い、バラには香りがふさわしいように.

プロヴァンスのことわざ

がんを寄せつけない

　古代文明におけるニンニクとその仲間であるアリウム属の植物（タマネギ、ネギなど）（囲み記事13、p.64）が利用されていた事実が、多くの歴史的な資料に残されている。これは、植物が病気の治療や健康の維持に用いられてきたことを明文化した例のひとつである。脈々とつながる文明の歴史のなかで、ニンニクは常に食用と薬用の両者として取り扱われてきた。そのため、ニンニクほど世界の食文化と薬文化の発展に密接に関わってきた植物はないだろう。

　ニンニクやタマネギの栽培は、おそらく少なくとも5,000年前には中央アジアと中東で始まり、地中海沿岸地域、とくにエジプトへと広がっていった。その後極東へと伝わり、中国では紀元前2000年よりも前からすでに広く調理に使用されていた。エジプト人はニンニクとタマネギをとくに好み、強靭性と耐久性がそこに宿ると考えていた。また、ギリシャの歴史家ハリカルナッソスのヘロドトス（紀元前484〜425年）は著書の中で、クフ王の大ピラミッドに刻まれた碑文を発見したことを伝えている。その内容は、労働者にニンニクとタマネギを使った食事を提供するため、銀1,600タレントと

いう相当な経費を費やしたというものである。

　ニンニクは労働者階級だけの食べ物としてだけではなく、エジプトの習慣のなかで重要な地位を占めていた。これは、ツタンカーメンの墓（紀元前1300年ごろ）から発見された宝物のなかに、ニンニクの鱗茎が入っていたことからも窺い知ることができる。さらに、この時代のエジプトの医学パピルスであるエベルス写本には、頭痛、寄生虫、高血圧、腫瘍などの様々な病気に対するニンニクを用いた治療法が、20種類以上も記されている。

　ニンニクを薬として用いたのはエジプトに限ったことではなく、むしろ古代文明に共通した事柄のようである。アリストテレス、ヒポクラテス、アリストパネスなどもニンニクの薬としての使用について言及している。また、古代ローマの博物学者プリニウスは、彼の著した博物誌のなかで、ニンニクを使った61以上もの治療法を紹介している。たとえば、感染症、呼吸器系疾患、消化器系疾患の治療のほかに、疲労の回復に推奨されている。ローマ人によりヨーロッパに伝えられた後、ニンニクは中世にはペストなどの伝染病の治療にも拡大され、さらに18世紀から19世紀には、壊血病や喘息などの病気にも適用された。1858年に

アリウム属の仲間たち

●ニンニク

ニンニク（*Allium sativa*）は、紛れもなく世界で最も広く普及している調味料であり、ほとんどの食文化で必須の食材である。中国語では、ニンニクを一文字の「蒜」で表すことは、言語の進化の初期にはすでにこの食材が広く使用されていたことを物語っている。ニンニクは、古代よりヘビなどの動物に噛まれたときの治療に用いられていて、吸血鬼を追い払うのに最も効果的な方法のひとつという伝説すら生んでいる。しかし、ニンニクを食べると血液が固まり難くなるので、逆にこのような吸血性の怪物には好都合であるはずで、この伝説はどう考えても辻褄が合わない。

●タマネギ

ユーラシア大陸原産のタマネギ（*Allium cepa*）の球根は、今や世界中至るところで栽培され、野菜や調味料として食されている。エジプト文化には必須のもので、活力と耐久力の特性をもつと信じられていた。古代中国では知性の象徴とされ、また、中世ヨーロッパの食事では不可欠の野菜である。タマネギは昔からあらゆる食文化に欠かせない存在となっている。フィトケミカル化合物の観点からは、タマネギはフラボノイドのケルセチンを100g当たり50mgも含んでいて、この物質の主要な供給源となっている。タマネギを切ると涙が出てくるが、この理由はプロパンオキシドという分子が放出されるからである。しかし、この分子は水溶性が高いので、水洗いで容易に除去することができる。

●リーク（西洋ネギ）

リーク（*Allium porrum*）は、同族植物のなかでとくに繊細な味わいをもっている。原産地は地中海沿岸、おそらく中東であろう。非常に長い歴史をもつ野菜で、多くの逸話とくに発声発語に関するものがある。たとえば、アリストテレスはウズラの甲高い鳴き声は、ネギを多く含む食餌が関係していると説いていた。この仮説に感化されたローマ皇帝ネロは、発声トレーニングのため大量のネギを食べ、ポロファガス（リーク食い）皇帝というあだ名が付けられていた。最後に重要なこととして、ウェールズの国章には、異教徒サクソンとの戦い（640年ごろ）を銘記するためにリークが描かれている。この戦いではセント・デイヴィッドが、敵味方を区別するためにウェールズ兵の帽子にリークを付けるようにカドワラダー王に進言したことよるとされている。ウェールズはこの戦いに勝利し、それを祝うために毎年3月1日のセント・デイビッド・デイには、人々はネギを身に付けカウルといわれるリークを使った伝統料理を食べる習わしがある。

●エシャロット

エシャロットの原産地は、地中海沿岸の古代パレスチナのアスカロン（Ascalon、現在のAshkelon）で、この植物の学名（*Allium ascalonicum*）の由来となっている。エシャロットは、十字軍の兵士（12世紀）たちがヨーロッパに持ち帰り、フランスで栽培されるようになった。実際、ブルターニュをはじめとしてフランスは、この野菜を生産する唯

一の国になった。それゆえ、"フレンチ・エシャロット"と呼ばれるようになっている。

エシャロットは、タマネギというよりニンニクに近い形をしている。いくつかの鱗片で頭部が構成され、それぞれの鱗片は紙のような薄皮で覆われている。北アメリカでは、グリーンオニオンをエシャロットと間違って呼ぶことがあるが、実際は未成熟のタマネギである。

●チャイブ（エゾネギ）

チャイブ（*Allium schoenoprasum*）の名前は、ラテン語で"小さなタマネギ"を意味するcepulaからきている。チャイブは、原産地はおそらくアジアやヨーロッパで、中国では少なくとも2,000年前から料理の風味付けや出血や中毒の治療に広く使用されていた。マルコポーロは、東方への航海から戻ると、この植物の薬効と食用効果をヨーロッパに広めた。

は、ルイ・パスツールがニンニクのもつ強力な抗菌作用を確認している。

ニンニクやネギに含まれる硫黄化合物

古代の人がニンニクやタマネギの鱗茎（球根）を初めてかじり付いたときの驚きを想像すると、思わず笑みがこぼれてくるかもしれない。彼らには無臭であった食べ物がこれほどの臭いや味を呈するようになるとは知る由もなかったはずであろうから。この変様は、アリウム属植物の鱗茎が噛み砕かれるときに生じる化学反応で説明することができる。これは、アブラナ科の野菜の場合とある意味似た現象である。アリウム属植物でも硫黄原子をもつ数種類のフィトケミカル化合物が高濃度に存在し、これが臭いや味を惹起する原因となっている。この化合物は1分子に1個の割合で硫黄原子を含み、しかもこれらの植物に高濃度含まれている。ニンニクを例にとり、鱗茎が潰されて料理に加えられるまでの反応を考えてみよう。涼しいところに置かれたニンニクは、主成分であるアリインを鱗茎に徐々に蓄積してくる。鱗片を潰すと細胞が壊れ、アリイナーゼといわれる酵素が濾出して速やかにアリインをアリシンという分子に変換する。ニンニクの鱗片を潰したときに放出される強烈な臭いは、この分子が直接の原因となっている。アリシンは5mg/gもの濃度で含まれていて、しかも揮発性が高い。そして、ほとんど瞬間的に、様々な硫黄化合物に変化する（図34）。ほとんどの人々は、アリシンという言葉を聞いたことがあるだろう。ニンニクサプリメントを製造しているメーカー各社が、自社製品の効能を謳うのにほとんどがアリシン含量に基づいているので。しかしながら、この宣伝は不正とまではいえないものの誤ったものである。それは、これらのサプリメントは、アリインを含んではいるがアリシンは含んでいないのであるから。むしろ、ここではアリシンを遊離させる能力について示すべきであろう。つまり、それぞれのサプリメントで、どのくらい注意深くアリイナーゼ活性が維持できているのかが直接関わってくる。また、アメリカの研究機関で行われた分析では、このようなサプリメントからのアリシンの遊離量は、0.6～6.5mgと製品ごとに異なっ

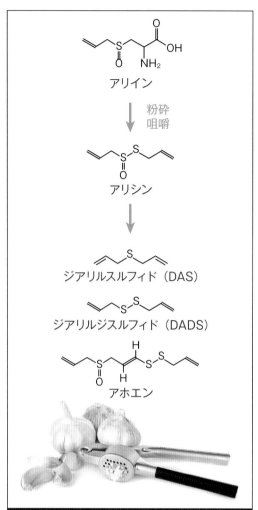

アリイン

粉砕
咀嚼

アリシン

ジアリルスルフィド（DAS）

ジアリルジスルフィド（DADS）

アホエン

図34　ニンニクを潰したときに生じる
分子の変化

ていた。したがって、アリシンの正確な摂取量を簡単に知りたいなら、生のニンニクを食べるに限る。

　タマネギを刻んだときにも、まさに同じような反応が生じている。この場合の臭いの違いは、主にタマネギに含まれる化合物が少しだけ異なることによる。タマネギではアリシンやその誘導体ではなく、スルフェン酸やチオ硫酸塩が産生される。同時に、別の酵素（LFシンターゼ）が1-プロペニルスルフェン酸を、プロパンチアールオキシドという揮発性

で刺激性の高いガスに変える。このガスは空気中に拡散し、目に入ると炎症と涙を誘発する。プロパンチアールオキシドの形成は、タマネギを刻んだ後の30秒後にピークに達しその後減少する。タマネギの種類によっては、この時間はもっと長く感じるかもしれない。

ニンニクの抗がん特性

　アリウム属植物の抗がん作用に関する現在入手可能なデータは、主に消化器系のがんの予防に重要な役割を果たすことを示唆している。とくに、胃がん、食道がん、前立腺がん、結腸がんなどに有効である（図35）。

　胃がん予防に役立つという最初のエビデンスは、この種のがんの発症率が高い中国北東部揚中市で行われた疫学調査からもたらされた。この地域の住民の食習慣の分析から、ニンニクやタマネギを余り食べないグループの人々では胃がんに罹患するリスクが3倍高いことが判明したのである。同じような結果がイタリアでの比較調査からも得られている。つまり、ニンニクをあまり使わない北部の住民と比べて、アリウム属の野菜を大量にかつ頻繁に摂取する南部の住民では、胃がんの発症率が大幅に減少していた。

　さらに、アリウム属の植物は他の種類のがん、とくに前立腺がんを予防すると考えられている。上海の住民を対象とした調査では、アリウム属の野菜を1日に10 g以上食べる人は、1日に2 g以下の人と比べて前立腺がんが50％少ないことが示されている。この抗がん作用はアリウム属の野菜のなかではニンニクが顕著のようである。しかし、乳がんについて

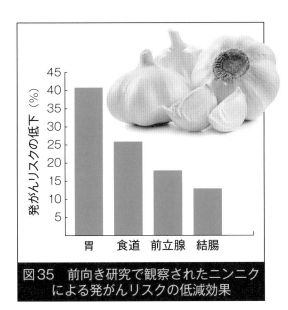

図35　前向き研究で観察されたニンニクによる発がんリスクの低減効果

は、現在までのデータからはニンニクに予防効果があると断言することはできない。オランダで行われた研究では、タマネギの摂取は胃がんの減少に大きく影響を及ぼしていたが、乳がんを発症するリスクには効果を示していない。一方、フランスの研究者は、ニンニクとタマネギの摂取はフランス北西部（ロレーヌ地方）の女性たちの乳がんの減少と関係があることを認めている。

　現在入手可能なデータは、欧米の人々によるアリウム属の野菜の摂取量が、発がんリスクを減少させるために必要とされる量よりもはるかに少ないことを示している。たとえば、イギリス人男性のわずか15％が週に6gのニンニク（およそ、鱗片を2片）を食べるだけであり、アメリカ人で週に2gのニンニクを食べるのは全体の20％にすぎない。

　ニンニクの薬効がアリシンによると推測している研究者もいないことはないが、揮発性が高すぎるため効率的に吸収されて細胞へ作用するかどうかが疑問視され

ている。すでに述べたように、実際に、アリシンはアホエン、ジアリルスルフィド（DAS）、ジアリルジスルフィド（DADS）などを含む一連の化合物にすぐさま変換される。そして、生じたこれらの誘導体は、それぞれが興味深い生物学的特性をもっていることも知られている。全部で少なくとも20種類のニンニク由来の化合物が研究され、抗がん活性があることが判明している。しかし、そのなかでニンニクの脂溶性成分のDASとDADSが、がんの予防の主要な分子と一般に考えられている。

　ニンニクに含まれる物質の抗がん特性は、主として実験動物に発がん性物質で誘発させたがんについて調べられている。全体的にいうと、動物実験で得られた結果は人の集団での発症状況と一致する。つまり、ニンニクやタマネギに含まれるフィトケミカル化合物は、がんの発生を妨げ、さらに胃がん、食道がんに対してはがんへの進展すらも防ぐ効力をもっている。また、肺がん、乳がん、結腸がんへの効果も認められている。ニンニクはニトロソアミン類で誘発されるがんを防ぐのにとくに効果的と思われる。ニトロソアミン類は、腸内細菌によって亜硝酸塩から形成される物質で、DNAに結合することで高い発がん活性を呈する。亜硝酸塩は食品添加物の一種で、マリネのほかにソーセージ、ベーコン、ハムなどの肉製品の保存料として使用されている。ニンニクのもつフィトケミカル化合物は、DNA結合性の強力な発がん物質であるニトロソアミン類への変換を阻害する。その結果、これらの化合物が引き起こすDNAの変異リスクを低下させ、発がん

リスクを引き下げる。ニンニクがニトロソアミン類の作用をさえぎる効果は大変大きいように思われる。このことは、タバコの燃焼でニコチンから形成されるNNKはニトロソアミン類のなかで極めて高い発がん性を示すのであるが、この物質による肺がんの発生をDASが抑制することからも理解できる。タマネギの摂取も胃がんの発生率の低下と関係していることが知られているが、ニンニクの効果のほうがタマネギよりも大きいようである。

ニンニクとタマネギがもつ化学物質ががんの発生を抑えるのは、生体異物が発がん特性をもつように活性化される機構や解毒システムに作用するからであろう（第6章、参照）。実際、DASに代表されるような化合物は、発がん物質を活性化する酵素を阻害し、その一方でそれらの物質の排出を促すタンパク質を増加させる。この二つの特性により、細胞は発がん性物質に曝される機会が減少し、がん発生の基となるDNAの損傷がより生じにくくなるものと考えられる。キャベツ属の野菜がもつ化合物と同じように、ニンニクがもつ化合物も結果としては最前線の予防薬と見なされ、がんの発生をその発端から防いでいる。

発がん物質に対する直接的な生化学的作用に加えて、ニンニクに含まれる化合物は腫瘍細胞を直接攻撃しアポトーシス（第2章、p.18参照）を誘導してそれらの細胞を破壊する。実際に、結腸がん、乳がん、肺がん、前立腺がんから単離した細胞、ならびに、白血病細胞をニンニク由来の化合物で処理すると、腫瘍の増殖に大きな変化をもたらし細胞の死滅を

促す過程を活性化する。この細胞死を誘導する可能性が最も高いのはDASのようであるが、同様の活性はアホエンなどの他の誘導体にも存在している。また、がん細胞が化学療法剤に抵抗するには多くのタンパク質の合成が必要となるが、我々の研究室ではこの能力をDASが変化させる可能性があることを見出した。

まとめると、アリウム属植物の抗がん作用は、主に硫黄化合物の含有量と関係しているようである。しかしながら、タマネギの場合はある種のポリフェノールが重要な働きをしていることを無視すべきではない。たとえば、ケルセチンであるが、この分子は多くのがん細胞の増殖を阻害し、動物でのがんの発達を防いでいる。いずれにせよ、これまでに得られた知見から、ニンニクとタマネギがもつ化合物はがんの発生を抑える機能を有することが確かになりつつある。これらの化合物はがんの発生に必要とされる段階のうち、少なくとも二つを標的にしていると思われている。ひとつには、発がん物質が活性型へ変換されるのを防止するとともにその排泄を促進していることが挙げられる。その結果、発がん物質の主たる標的であるDNAが受けるダメージを軽減している。もうひとつは、これらの分子はまた、がん細胞の増殖過程を阻害してこれらの細胞のアポトーシスを誘導することで、腫瘍の増殖を抑制している点が挙げられる。ニンニクやタマネギに由来する化合物が、どのようにしてこれらの様々な機能を発揮するのかを正確に知るには、これからも多くの研究が必要である。しかし、ニンニクをはじめとしたアリウム属の植物が、食を通したが

んの予防という戦略において重要な位置を占めていることは疑いようもない。ニンニクは悪霊や吸血鬼を追い払うが、それ以上に！

要約

- ニンニクとその仲間は発がん性物質による形質転換細胞の形成を防ぐとともに、がん細胞の増殖を抑制する能力をとおしてがんの発生を抑える。

- 抗がん作用を示す分子はこれらの野菜を機械的に粉砕することで放出される。したがって、抗がん作用のある化合物の供給源としては、新鮮なニンニクを押し潰したものが圧倒的に最適であり、これはサプリメントよりも率先して選択すべきである。

第8章　ダイズ、抗がん作用をもつ
植物エストロゲンの比類なき貯蔵庫

新しい料理の発見は、新星の発見よりも人類に幸福をもたらす.

ジャン–アンテルム・ブリア–サヴァラン,
味覚の生理学（1825年）

　ダイズの栽培がいつ始まったかは正確には不明であるが、中国東北部の満洲（現在の遼寧省、吉林省と黒竜江省）で、今からおよそ3,000年前の周王朝（紀元前1122〜256年）の時代には広く耕作されていたと信じられている。当時は、ダイズはオオムギ、コムギ、キビ、コメとともに神聖な五穀のひとつとされていたが、専門家によれば、その窒素固定能力により肥料として使用されることが神聖なという言葉にとくに込められているという。確かに、ダイズは他のマメ科植物（インゲン、ササゲ、エンドウ、レンズ豆など）と同様に、大気中の窒素を土壌の肥料に変換する能力をもっている。つまり、これらの植物は比較的短時間で栄養価の高い物質を生産すると同時に土壌を改良するので、有益性が非常に高い。

　ダイズが実際に食卓に上がるようになったのは、発酵技術が開発された周王朝の時代になってからであろう。実際にダイズを使った最初の食品は、味噌や醤油などの発酵によりつくられたもので、豆腐はその後になってからである（囲み記事14、pp.71〜72）。いずれにせよ、この時代にダイズの栽培と発酵技術は中国南部へと次第に広がり、何世紀か経ってから、韓国、日本、東南アジアに達した。人々はダイズの栽培が簡単であることを利用し、その高い栄養特性と薬効を活用したのである。現在においても、ダイズとダイズからつくられた食品は、アジアの国々の食文化には欠かせない存在になっている。

　これらの食品は、とくに、日本、中国、インドネシアなどでは日常的に食されている。一方で欧米では見過ごされていて、ほんの一握りの人々がダイズを食事に取り入れているだけといわざるをえない。たとえば、ダイズの1人当たりの1日平均摂取量は、日本では約2.3オンス（65 g）、中国では約1.4オンス（40 g）であるのに対し、欧米では0.04オンス（1 g）を超えることはない。欧米ではダイズなどの豆類は食品ピラミッドで、"肉類とその代用品"に分類されている。しかし、この分類は、ダイズがタンパク質、必須脂肪酸、ビタミン、ミネラル、ならびに食物繊維を豊富に含んでいることを考えると、不公平感はぬぐえない。ダイズは真に卓越した食品であるが、我々の社会ではその能力はほとんど活用されていない。この章で説明するとおり、ダイズは栄養素だけでなく、抗がん作用のあるフィトケミカル化合物の重要な供給源であることを鑑みると、なおさらにその未活用が浮き彫りになってくる。

イソフラボン、それはダイズがもたらす健康特性の鍵となる物質

　ダイズが含む主なフィトケミカル化合物はポリフェノールに分類される物質で、

主なダイズ食品

●枝豆

枝豆は、日本では広く知られたおつまみである。豆が硬くなる前の、熟す前の実を莢ごと収穫する。軽く茹でた後、莢から取り出して食べる。欧米では冷凍した莢が多くのスーパーマーケットで入手できる。茹でることで間違いなく最もおいしく楽しく食べることができる。とくに、ダイズにはイソフラボンといわれる抗がん性のフィトケミカル化合物が多量に含まれているので。

●味噌

味噌は、ダイズに塩と麹(通常は米に麹菌 *Aspergillus oryzae* を加えてつくる)を混ぜて、ペースト状に発酵させたものである。内容物を混合したものを、6か月〜5年間寝かせて発酵させる。味噌は西暦700年ごろに日本で誕生し、室町時代(1338〜1573年)からは日本の伝統的な食文化のなかで最も重要な食材のひとつとなっている。歴史的には、仏教は肉食を禁じていたので、これにより生じるタンパク質不足を補う一種の汁物として味噌は用いられてきた。現代においても、味噌汁は日本の伝統的な料理である一汁一菜(ご飯と野菜のおかずに汁物)のベースになっている。日本では、1年間に1人当たり10.8ポンド(4.9kg)の味噌が食べられている。

●醤油

醤油は日本食の調味料のなかの主要な材料で、ダイズを原料とした食材として欧米で最もよく知られている。醤油は、基本的にはダイズをカビ(*Aspergillus sojae*)で発酵させてつくられる。様々な種類の醤油がある。ダイズだけを発酵させたものは溜まり醤油で、通常の醤油はダイズにコムギを加えて発酵させたものである。照り焼き醤油は、砂糖や酢などのほかの材料を含んでいる。

●煎り大豆

ダイズを水に浸してから取り出し、茶色くなるまで煎る。見た目と味はピーナッツに似ていて、タンパク質とイソフラボン含量が高いため魅力的な食べ物である。日本では、毎年2月3日の節分に煎り大豆を食べる習慣がある。節分は、冬から春に替わるのを祝う行事で、そのためこの豆は"節分の豆"といわれている。節分では誰かが鬼の面をかぶり、子供たちがその人を「福は内、鬼は外」と叫びながら、豆を投げて追い払ったりする。人々は、その年の病気を防ぐために自分の年齢と同じ数の煎り大豆を食べる習慣がある。

●豆腐

豆腐の生産は、おそらく中国の前漢時代(紀元前220〜22年)に遡る。豆腐づくりは予め水に浸したダイズをすり潰し、濾過して白色の液体である"ミルク"を得ることから始まる。

豆腐は海水を原料としたにがりや海水から抽出された塩化マグネシウムを用いて、この"ミルク"を凝固させてつくる。塩化カルシウム(鉱物に由来する)、硫酸カルシウム(石膏)、硫酸マグネシウム(エプソム塩)、あるいは酢(レモン酢、食用酢)などでもつくることができる。豆腐はアジア料理の中心的役割を担っていて、1人当たりの年間消費量は、

欧米での3.5オンス（100g）に対して、約9ポンド（4kg）である。豆腐自体は比較的淡白な風味を呈するが、調理に一緒に用いられた食材の味を吸収するので、食材の味を大きく引き立てる。

●豆乳

一般に信じられているのとは異なり、アジアでは豆乳を飲むことが最近になってトレンドになっている。皮肉なことに、豆乳を広めたのはアメリカ人医師でアドベンチスト派の宣教師でもあるハリー・ミラーである。1936年に最初の豆乳製造工場を中国に設立し、1956年には日本でも製造を行った。中国と韓国ではダイズの摂取量のうちわずか5%が豆乳で、日本ではさらに低い。多くの人が、ダイズがすり潰されるときに溶出するリポキシゲナーゼという酵素が産生する化合物による不快臭を感じている。そのため、しばしばかなり多めの砂糖を含んだフレーバー飲料として販売されているが、伝統的な大豆製品よりも植物エストロゲンの含量ははるかに少ない。

イソフラボンといわれている。イソフラボンはヒヨコ豆などほかの植物にも含まれているが、ほとんどはダイズから摂取される。

表14に示すとおり、ダイズからつくられた食品には、醤油と大豆油を除いて多量のイソフラボンが含まれている。醤油ではほとんどのイソフラボンが長い発酵工程で分解されるし、大豆油はスーパーマーケットで"植物油"として売られているが、イソフラボンは全く入っていない。濃度が高いのは、ダイズ粉末（きな粉）、煎り大豆や茹でた豆（枝豆）と味噌などの発酵食品になる。豆腐にもかなりの量のイソフラボンが含まれている。

欧米では大豆食品を摂取する機会は非常に少ないが、それにもかかわらず我々は意識せずにダイズタンパク質を食べている。欧米では、ダイズ由来の製品は"次世代"の食品と見なされていて、動物性タンパク質をダイズ由来のタンパク質で代替したり、あるいは添加することで増強したりしている。だから東洋のよ

表14　主な大豆食品のイソフラボン含量	
食品	イソフラボン （mg/100 g）
きな粉	199
煎り豆	128
枝豆	55
味噌	43
豆腐	28
豆乳	9
豆腐のホットドッグ	3
醤油	1.7
ヒヨコ豆	0.1
大豆油	0

USDS：Database for Isoflavone Content of Selected Foods (2001) より.

うにそれ自身を食品とみなすのではなく、ダイズタンパク質はハンバーガー、ソーセージ、乳製品、パン、ペストリーやクッキーなど多種類の食品に対する副原料として捉えられている。

これらの典型的な欧米の製品は、イソフラボンをごくわずかしか含んでいない。それは、これらの製品がダイズを工業的に処理して得られる濃縮タンパク質を使用しているからである。その工程は、石

油系溶剤で抽出し高温処理とアルコール系の溶媒での洗浄が含まれている。このような方式で得られたダイズタンパク質は、もとのダイズのタンパク質とは異質なものである。そのため、動物性タンパク質を植物性タンパク質で置き換えた食品は、栄養学的には優れたものであるが（もっとも、遺伝子組み換えダイズの使用の増加は、倫理的ならびに生態学的に重大な問題を突き付けてはいるが）、このような代替物を添加することは、イソフラボン含量の増加にはつながらない。タンパク質が食品に加えられる前にこのような工程を経ているため、ダイズの抗がん特性はすでに消失しているのである。

ダイズに含まれるイソフラボンは、がん細胞の無秩序な増殖に関係するいくつかの生化学過程に影響を及ぼすため、その含量が重要である。ダイズのイソフラボンで主だっているのはゲニステインとダイゼインで、グリシテインはこれらより少ない。イソフラボンの興味深い特徴は、エストロゲンといわれる女性ホルモンに類似していることであり（図36）、そのためこれらの分子は往々にして植物エストロゲンといわれている。ダイズのイソフラボンのもつ抗がん作用に興味を示している科学者の多くは、ゲニステインがこの作用を司る主たる分子と考えている。それは、ゲニステインが腫瘍細胞の無制御な増殖に関わるいくつかの酵素の活性を阻害し、腫瘍の増殖を停止させるからである。

すでに述べたような乳がんや前立腺の腫瘍細胞の増殖に関係したいくつかのタンパク質の活性に対する影響の他に、植物エストロゲンはまた抗エストロゲンと

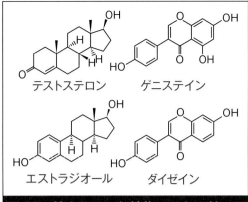

図36　性ホルモンと植物エストロゲンの化学構造

して働き、ホルモンに対する細胞の応答を低下させるようである。これには、次のような機構が働く。すなわち、ゲニステインはエストロゲン受容体に結合するが、その結合力が弱いため本来のホルモンが惹起するような応答を生じることはない。しかし、ゲニステインはエストロゲンと構造が似通っているので、エストロゲンが占めるべき空間を占領してしまう。その結果、エストロゲンとその受容体との結合を弱め、この結合で生じる生物学的効果を低下させてしまう（p.34）。この機構は現在乳がんの治療薬として用いられているタモキシフェンのものとよく似ている。タモキシフェンのエストロゲン受容体に対する結合力はゲニステインのものと同等である。このようにゲニステインと他のイソフラボンは、ホルモン受容体に作用する特性をもつことから、ホルモン依存性のがんを予防することへの大きな期待が寄せられている（囲み記事15、p.74）。

ダイズの抗がん特性

欧米諸国では、乳がんや前立腺がんな

イソフラボンの乳がんと前立腺がんとの関係

乳がんや前立腺がんは、一般に"ホルモン依存性"のがんとして知られている。つまり、その増殖が血中の性ホルモン濃度に強く依存しているのである。正常な状態では、これらのホルモンの血中濃度はいくつかの制御システムによりある一定の値を超えないように厳密に制御されている。エストロゲンなどのホルモンは、組織の強力な増殖促進剤であり、これらホルモンの血中濃度が過剰になると、組織の無制限な増殖やがんへと結びつく。そのため、その濃度を監視するのは重要である。たとえば、乳がんの発症者では、一般に健常者に比べてエストロゲンの血中濃度が高い。このように、これらのタイプのがんにおいて性ホルモンの濃度が高くなっている理由はよく分かっていないが、食事が原因になっているのかもしれない。たとえば、動物性脂肪の大量摂取とそれに伴う体重増加は、子宮内膜

んや乳がんなどのホルモン依存性がんの重大なリスク因子になっている。つまり、肥満の女性では、血中インスリン濃度が高くなっていて、複雑な機構を経て体内のエストロゲンとプロゲステロンの濃度を大きく変化させる。これにより、エストロゲン濃度が著しく上昇し、子宮内膜や乳房の細胞を過剰に刺激してこれらの組織を異常に増殖させるのである。

前立腺がんの場合、この病気の発症にアンドロゲンが関与していることはもはや疑いようもない。50歳の男性の約40%が潜在的な前立腺がんをもっていることから、前立腺の過剰な増殖は避けられないことのように思える。一方、ダイズによってもたらされる前立腺がんの抑制は、アンドロゲン授与体への効果だけに限定されるのではなく、成長因子の受容体や血管新生の活性を阻害する作用も関係している。

どのホルモン依存性のがんが、がんによる死亡の主な原因であるが、アジア諸国ではこれらのがんはかなり稀である。ダイズはアジアの食事に偏在していて、欧米の国々での食事ではほとんどみられない。この事実を鑑みると、西洋と東洋でがんの発症率の大きな差は、ゲニステインのようなイソフラボンがホルモンに対する応答を低下させている可能性を示唆している。つまり、イソフラボンは、標的組織の細胞のホルモンによる増殖能を大幅に減少させているのであろう。

イソフラボンと乳がん

乳がんの発症率とダイズの消費量との間に関連があることが、シンガポールで行われた研究で最初に示唆された。閉経前の女性で、ダイズを最も多く食べている人〔1日当たり2オンス（55 g）以上〕は、1日にダイズを0.7オンス（20 g）以下しか食べない人に比べて、乳がんの発症リスクが半分になっていたのである。その後、アジアの人々から得られた他のデータからも、ダイズの予防効果が確認されている。たとえば、21,852人の日本人女性を対象とした10年にわたる大規

模調査では、毎日味噌汁を飲み1日当たり25mgのイソフラボンを摂取することで乳がんリスクの明確な低下が認められている。しかし、欧米の人々を対象とした研究は、決め手を欠くものであった。たとえば、111,526人の女性教師を対象としたカリフォルニアで行われた大規模調査では、ダイズの摂取と乳がん発症のリスクの間には明確な相関は認められなかった。他に行われた3つの小規模調査でも、同じような結果となっている。

このような食い違いは、どうして生じたのであろうか？　それは、第一にダイズの消費量と乳がんリスクの低下との間に関連が認められなかったいくつかの研究では、イソフラボンの摂取量が極めて少なかったことに留意すべきである。たとえば、サンフランシスコで行われた非アジア人女性に対する調査では、ダイズを最も多く食べている人でもイソフラボンとしては1日当たり3mgにしかならない。しかも、摂取したイソフラボンは主に加工食品に加えられたダイズタンパク質に含まれていたものである。わずか10％の人が、月に1回以上味噌か豆腐を食していたが、これは乳がんに罹るリスクの少ない日本人女性の1日当たりの3回とは対照的である。実際に、カリフォルニアでの調査で最も多くダイズを食べていたグループのイソフラボンの摂取量（1日当たり3mg）は、前に述べた日本における調査での最も少ないグループの半分でしかない。しかも、この日本人のグループでは、ダイズによる予防効果は認められていなかったのである。したがって、乳がんのリスクを引き下げるのに必要なダイズの摂取量には、ある閾値

が存在するのではないかと想像される。このことは、ダイズの摂取で有効な結果が示唆された研究のすべてで、イソフラボンが25mg以上となるように十分量のダイズを食べることが、乳がんの発症リスクの顕著な低下に関連していたことからも理解できる。

第二に、乳がんの減少に影響を与える鍵となる因子が、ダイズを含む食品を食べ始める年齢にある可能性が挙げられる。実際に、思春期前と青年期の女性でダイズの摂取が調べられていて、幼少期でのダイズの摂取と乳がんの発症者数の低下との間に強い相関が存在している。このダイズによる乳がんの予防効果は、成人してダイズの消費が減ってしまった女性でも継続しているので、ダイズを若年齢時から摂取することが重要と思われる。たとえば、アメリカに移住した日本人女性の乳がんの発症リスクは、アメリカ生まれの女性のものとほぼ同じであるが、このリスクは年齢が高くなってから移住した人ではより低くなることが明らかになっている。言い換えると、これらの女性がダイズが重要な役割を果たす時期に、ダイズを中心とした食事を摂る機会が長ければ長いほど、大人になって食習慣が変わったとしても乳がんを発症するリスクはより低くなるということになる。このような現象はいくつの実験結果とよく合っている。すなわち、乳がんを生じる発がん物質を与えたラットでは、思春期前にダイズを多く含む餌を与えられたほうが、青年期にダイズだけを餌とした場合よりも、腫瘍を形成する割合が低いことが示されているのである。したがって、幼少期とくに思春期前からからのダイズ

の摂取が、抗がん作用にとって重要である可能性があるといえる。

イソフラボンと前立腺がん

　序章で述べたとおり、欧米の人々の間で生じているおびただしい数の前立腺がんは、どのような内容の食事を摂るかに関わっていることは疑いようもない。乳がんの場合と同様に、前立腺がんの発症率は、欧米の男性に比べてアジアの男性では数分の1である。この場合、潜在的な腫瘍をもつ割合は同等であることから、東洋の食事にはこれらの潜在的な腫瘍への進展と死亡につながるような臨床段階への進行を阻止する因子を含んでいることが示唆された。

　一方、乳がんとは対照的に、ダイズイソフラボンによる前立腺がんの予防における研究は比較的稀である。ハワイに住む日系人の男性8,000人を対象とした研究では、コメと豆腐を食べることが前立腺がんの発症リスクを低下させることに関係していることが示唆された。同様に、カリフォルニアのアドベンチスト派の信者12,395人を対象とした調査では、ダイズを少なくとも毎日1回食べることでこのがんに罹るリスクが顕著に（70％）減少することが示されている。したがって、ダイズを多く含む食事は前立腺がんを予防するのに重要な役割を果たしているようであり、また、この仮説は動物実験でも強く支持されている。

　全体として、今日までに行われた研究は、ダイズが乳がんや前立腺がんの予防だけでなく、子宮がんや肺がんのリスクを低減するうえで重要な役割を果たしていることを示している（図37）。つまり、

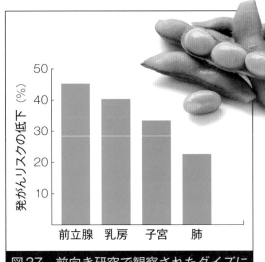

図37　前向き研究で観察されたダイズによる発がんリスクの低減効果

食習慣にダイズが含まれている場合、とくに幼少期から青年期にかけて摂取するような場合に発がんリスクの低減に著しい影響を与えるのである。ダイズ由来の食品を適度にしかも長期にわたって摂取することで、乳房や前立腺の細胞の無秩序な増殖の可能性を減少させることができる。このことは、ヒトの生涯において増殖の機会を探っている潜在状態の腫瘍を、フィトケミカル化合物が如何にして抑え込んでいるのかを如実に表している。

ダイズをめぐる誤った論争

　大多数の研究者、医師、栄養士はダイズを食事に取り入れると健康に良い結果をもたらすという共通認識があるが、それにもかかわらず、更年期の女性ならびに乳がんに罹患したことのある女性という二つの特殊なケースでは論争がある。この論争は、イソフラボンが弱いエストロゲン活性を示すことと、乳房の腫瘍が移植された実験動物から得られた結果の

矛盾点から生じている。この問題に関する矛盾したデータのすべてが近年に報告されていたものであるが、最近の結果はこの論争が根拠のないものであり、ダイズを食べることは完全に安全であることを明確に示している。

● ダイズと更年期障害

更年期障害は女性ホルモンであるエストロゲンとプロゲステロンの血中濃度が急激に減少することで生じるものであり、加齢とともに生殖機能が停止する原因となっている。この全く正常な過程はしばしば、ほてりや膣粘膜の乾燥といった不快な症状を伴うことがある。さらに深刻なことに、心臓病や骨量の減少（骨粗しょう症）のリスクを上昇させたりする。しかし、更年期障害の不快感の発現やその程度は、欧米の女性に比べてアジアの女性でははるかに低い。たとえば、ほてりを訴えるのは、シンガポールの女性で14％、日本人女性で30％であるが、欧米の女性では、70〜80％がこの不快感に悩まされている（図38）。

乳がんの場合と同様に、二つの文化圏における女性のダイズ消費の顕著な違いが更年期障害の症状の差異を生じる原因ではないかと再び注目を集めた。その当然の帰結として、ダイズの抽出物や赤クローバー（イソフラボン含量が高い）を使ったイソフラボン濃度が高いサプリメントが市場に並ぶようになってきている。しかし、これらの製品に対してはある種の懸念が生じている。それは、イソフラボンの含量が高い製剤は、低いエストロゲン濃度をもつ実験用マウスに乳がんの発生を高めたからである。この結果は、

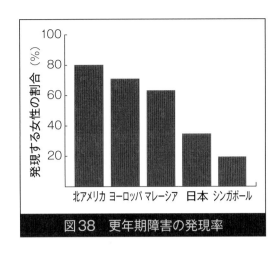

図38　更年期障害の発現率

更年期の女性にも当てはまると考えるのは自然であろう。別の研究では、30〜58歳の女性にダイズタンパク質の混合物を与えたとき、乳がんの発症リスクに関連した血液マーカーのいくつか、とくに過形成細胞の出現や血中エストロゲン濃度の上昇が生じていた。このことを照らし合わせると、これらの製品にはより一層の注意を払うべきである。全体として、これらのデータを基にして、更年期の女性や乳がんを罹患した女性はダイズの摂取を控えるべきだと多くの人が示唆するようになっている。

しかし、更年期という特殊な状況におけるこの論争は不合理であり根拠を欠いている。女性の健康にとってダイズは、閉経前であっても後であっても、有害ではないということは疑う余地もない。このことは、ダイズが消費されている国々では発がん率が低いことからも証明されている。ここで問題となっている有害作用は、実際にはイソフラボン濃度を高めた製剤によるものであり、ダイズ食品とはほとんど関係がないのである。

アジアの人々によるイソフラボンの摂取量と同じになるように少しずつダイズ

を毎日の食事に取り入れるのではなく、欧米社会では食品中の活性化合物をすぐさま単離してこれらをサプリメントとして販売するという対応をとったのである。そこでは、できるだけ多くのイソフラボンを販売することが目的となっていた。この事実が、更年期における植物エストロゲンの“危険性”に関して、現代の人々が抱いている問題点の核心を突いている。欧米の人々のなかには、大量のイソフラボンを摂取する人がいたりするが、これはアジア諸国の伝統的な食生活にそぐわない。アジアの人々は、一般に1日に1.4〜2.1オンス（40〜60 g）のダイズを摂取していることを忘れてはならない。イソフラボンは最大で60 mgである。乳がんのリスクに対する味噌汁の効果に関する研究では、乳がんリスクの少ない女性は1日に25 mgのイソフラボンを摂取していた。一方、これに対して現在市販されているサプリメントでは、政府による規制がなく1錠に100 mgまでものイソフラボンが含まれているものもある。他のホルモンも同じようなことが生じるかもしれないが、このような高濃度の純粋なイソフラボンを摂取すれば、標的組織では濃度が高くなりすぎて過剰に反応する可能性がある。その結果は予測することができないだろう。

• ダイズと乳がん

　ダイズをめぐる論争の主要な側面は、乳がんに罹患している女性、あるいは乳がんに罹患後の寛解期にある女性に関するものである。乳がんと診断された女性のうち75％は年齢が50歳以上で、そのほとんどがエストロゲン依存性である。

エストロゲンとプロゲステロンの組み合わせは乳がんのリスクを高めること、ならびにダイズイソフラボンがエストロゲン受容体との結合能力を有することから、一部の研究者はエストロゲン濃度が低く、残存腫瘍あるいは腫瘍をもっている女性では、イソフラボンが乳がんの発症リスクを高める可能性があるとの仮説を立てていた。そして、この仮説はエストロゲン依存性の乳房腫瘍をもつマウスを使った研究で補強された。つまり、このマウスにイソフラボン濃度を高めた製剤を投与すると、この腫瘍も増殖したのである。

　明らかに、この論争の大部分もイソフラボン濃度を高めた材料を使用することが原因になっている。更年期障害のところで述べたことと照らし合わせると、乳がんの女性はフィトケミカル化合物に基づくすべてのサプリメントは絶対に避けなければならないのは明らかである。さらに、ある研究では、精製したイソフラボンの投与は実験動物にすでに存在している乳房腫瘍の増殖を促進したが、同量のイソフラボンを含む自然食品を与えた場合には少しの変化も認められなかった。さらに、食事として用いられるダイズが乳がんの女性に無害であることは、疫学調査でも明らかになっている。つまり、アジアの女性はこのがんに罹患しにくいだけでなく、罹患した場合での生存率も結局のところ高い。

　近年の多くの研究は、乳がんサバイバーがダイズを習慣的に摂取することは完全に安全であり、その摂取により実際には再発や死亡のリスクが大幅に減少することを示している。たとえば、1万人の乳がんサバイバーで定期的にダイズを

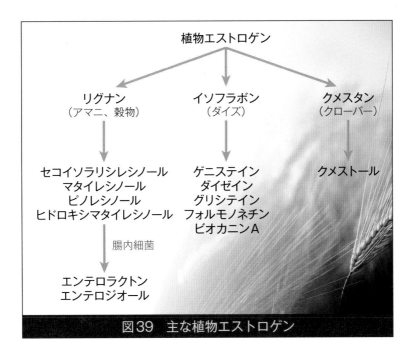

植物エストロゲン

リグナン
（アマニ、穀物）

イソフラボン
（ダイズ）

クメスタン
（クローバー）

セコイソラリシレシノール
マタイレシノール
ピノレシノール
ヒドロキシマタイレシノール

ゲニステイン
ダイゼイン
グリシテイン
フォルモノネチン
ビオカニンA

クメストール

腸内細菌

エンテロラクトン
エンテロジオール

図39　主な植物エストロゲン

摂取した場合（イソフラボンとして1日に10mg以上）、がんが再発するリスクは25%低いものであった。また、イソフラボンはエストロゲンと構造は似ているものの、ホルモン依存性のがんの治療に多用されているタモキシフェンやアナストロゾールの効果を決して阻害することはないという研究にも注意すべきである。したがって、乳がんに罹患した人にとって、ダイズを食習慣に取り入れることで問題が生じることはないということができる。

我々は、ダイズの効能のすばらしさを過去数千年にわたってアジアの人々自身が学んできたことを忘れるべきではない。小児期と青年期、あるいは閉経期にダイズを摂取することは何のリスクももたらさない。むしろ、真逆である。1日に25〜40mgのイソフラボンを摂取できるように適度な量のダイズを食べることは〔1.8〜3.5オンス（50〜100g）〕、西洋の人々が罹患する主ながんである乳がんや

前立腺がんのリスクを大幅に低下させ、健康にはプラスの効果しか示さない。さらに、これらの食品に含まれる主要な活性本体であるゲニステインは、単なる植物エストロゲンとしてだけではなく、血管新生などの過程を阻害することでいくつかの腫瘍の出現を防ぐ能力ももっている。

リグナン、抗がん性の植物エストロゲン

ダイズイソフラボンは、今までに科学界や医学界から最も注目を集めている植物エストロゲンであることは明らかである。しかし、自然界には乳がんの予防に一役買うことのできる他の植物エストロゲンもいくつか存在している（図39）。そのなかに含まれている化合物のひとつにリグナンがある。

リグナンは多くの植物に存在する複雑な化合物で、アマニ（亜麻仁）にははるかに高濃度含まれている（表15）。アマ

ニの種子に実際に含まれているのは、セコイソラリシレシノールやその類縁体のマタイレシノールで、これらの濃度が高い。これらの化合物は腸内細菌によりエンテロラクトンやエンテロジオールに変換され、生じた化合物（**図40**）はエストロゲンがその受容体に結合するのを阻害する。そのため、エストロゲン依存性のがんの予防が可能になる。

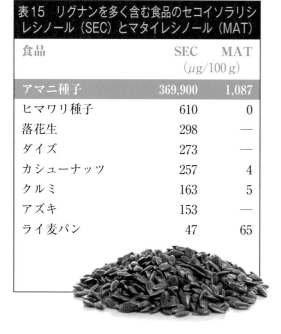

食品	SEC	MAT
		$(\mu g/100\,g)$
アマニ種子	369,900	1,087
ヒマワリ種子	610	0
落花生	298	—
ダイズ	273	—
カシューナッツ	257	4
クルミ	163	5
アズキ	153	—
ライ麦パン	47	65

表15 リグナンを多く含む食品のセコイソラリシレシノール（SEC）とマタイレシノール（MAT）

MeO / HO / OMe / OH
マタイレシノール

MeO / HO / OH / OH / OMe / OH
セコイソラリシレシノール

HO / OH / OH / OH
エンテロジオール

HO / O / OH
エンテロラクトン

図40 リグナンの化学構造

リグナンの乳がん予防に関するいくつかの疫学調査では、非常に有望な結果が得られている。ほとんどの場合、血中のエンテロラクトン（セコイソラリシレシノールの変換で産生する）の血中濃度の増加が乳がんのリスク低下と関連している。とくに、エストロゲン濃度が高い閉経前の女性でそういえる。これらの結果は、乳房腫瘍を移植した実験動物を使った複数の研究結果とも一致する。つまり、餌にリグナンを添加することで、移植した腫瘍の発達が抑制されたのである。また、興味深いことに、乳がんに罹患した更年期の女性では、リグナンの濃度が高い食品を多く摂取することで死亡率が70％も減少していた。このような訳で、ダイズと同様にアマニの種子は、乳がんの発症と再発を防ぐことのできる植物エストロゲンの主要な供給源ということができる。またこの種子はリノール酸の傑出した供給源でもある。リノール酸はオメガ3脂肪酸の一種で、慢性炎症を抑制することでがんの発症を抑えることができる（第12章参照）。そのため、この種子は食事でがんを予防するという戦略において、重要な地位を占めた万能の抗がん作用をもつ食品といえる。

要約

■ 西洋と東洋におけるホルモン依存性のがん（乳がんと前立腺がん）の発症率の大きな差は、大まかにはダイズ食品の摂取に帰することができるだろう。このことは、摂取が思春期以前に開始した場合には、とくにそういえる。

■ ダイズの抗がん作用を最大限に発揮させるには、茹でたダイズ（枝豆）や豆腐のような丸ごとの食品を１日当たり1.7オンス（50 g）摂取するとよい。ただし、イソフラボンのサプリメントは避けるべきである。

■ ダイズの他にアマニは植物エストロゲンの摂取を増やす簡単で経済的な方法である。しかし、リグナンが活性型の植物エストロゲンに変換されるように、種子は粉砕する必要がある。

第9章　スパイスとハーブ：
　　　　がんを予防する美味い方法

神は食べ物をつくり、悪魔は料理人をつくった.

ジェイムズ・ジョイス，ユリシーズ（1922年）

スパイスは今日の料理のなかに深く浸透しているので、かつては金や石油と同じくらい高価なものであったとは想像するのが難しい。しかし、2,000年以上もの間、新しいスパイスが発見されるたびに、ヨーロッパは興奮の渦に巻き込まれたのである。王たちの欲望は、これらの財宝を探し出すための新たな航路の探索という、最も危険な冒険へと駆り立てた。この欲望が無かったならば、バスコ・ダ・ガマは喜望峰を航海することはなかっただろうし、クリストファー・コロンブスやジャック・カルティエがアメリカ大陸に上陸し、探検することもなかったであろう。

人類がこれほどまでにスパイスを重要視する理由は分かっていない。ある人によれば、スパイスはとりわけ食品の味をごまかすために、あるいは食品の不快な臭い、とくに大量の塩とともに保蔵された肉からの異臭を紛らわすために使用されたようである。また、他の人によれば、スパイスは富裕層が自身の財産や社会的地位を誇示するための贅沢品だったためとしている。しかし、ネロのローマ入城で道にまかれたのがサフランであったにしろ、弁護士への報酬がコショウ、ショウガ、カルダモン、あるいは砂糖であったにせよ、スパイスは富と権力の象徴であったことは紛れもない（囲み記事16）。

貴重であるには存在が稀少でなければならない。スパイスの原産地が遠いことは、スパイスを神秘的で渇望される存在にするのに大いに役立っただろう。実際にスパイスの探索は、東洋、とくに中国やインドへの旅行と捉えられていた。不思議なことに、ショウガ、カルダモンやサフランなどスパイスの大部分は、世界中でこの地方にだけ自生していた植物に由来している。スパイスには大量の抗がん作用をもつ化合物が含まれていることを考えると、この貴重な産物を入手できたことは喜ばしいことである。

抗がん作用をもつスパイス

現代の料理に使用されるスパイスとハーブは、味と香りの宝庫である。また、味気ない料理の旨味を引き立たせるだけでなく、がん発生に関わる過程に影響を与えうる化合物を含んでいる（**表16**）。とくに、抗炎症作用のある分子を多く含

表16　香辛料を用いる理由

ショウガ　タイム　ミント　オレガノ　ウコン　パセリ　バジル

スパイス	活性分子	生理活性		
		抗炎症	抗がん	抗菌
ターメリック	クルクミン	●	●	●
ショウガ	ジンジャーロール	●	●	●
唐辛子	カプサイシン	●	●	●
クローブ	オイゲノール	●	●	●
シソ科植物				
ミント　タイム マジョラム　オレガノ バジル　ローズマリー	ウルソール酸	●	●	●
	ペリリルアルコール		●	
	d-リモネン	●	●	
	カルバクロール		●	●
	チモール		●	●
	カルノソール		●	
	ルテオリン	●	●	
セリ科植物				
パセリ　コリアンダー クミン　フェンネル アニス　チャービル	アネトール	●		●
	アピゲニン	●	●	
	ポリアセチレン類	●		●

んでいることが、スパイスとハーブのもつ優れた特性のひとつに挙げることができる。これらの分子は、前がん状態にある腫瘍の周りの炎症を抑えることで、前に説明したとおり、微小腫瘍が進展するのに適した環境を利用するのを防いでいる。前がん細胞は、スパイスが効いた料理が苦手である！

ターメリック、それは重さ当たりでは金に匹敵する！

　ターメリックほどがん予防に密接に関与しているスパイスはない。ターメリックは、主にインドやインドネシアに分布するショウガ科（*Zingiberaceae*）の熱帯性多年草のウコン（*Curcuma longa*）の根茎を乾燥させてすり潰して得られる。鮮やかな黄色を呈するターメリックは、それぞれの国で社会生活、調理ならびに医薬の慣習のなかで常に重要な地位を占めている。実際、本書で取り上げた食品のなかで、特定の国の文化にこれほどまでに緊密に関連しているものはない。現在でもターメリックはインドでの日常食の一部になっていて、1日当たり1.5〜2gが摂取されている。

　ヨーロッパではこれとは対照的に、ターメリックの存在そのものはかなり以

前から知られていたものの、西洋の料理や医薬品として実際に使用されることはなかった。ターメリックはその色がとくに重宝され、ギリシャ人は衣服の染料として用いた。また、中世の染色家たちは、ターメリックをインディゴと混ぜることで鮮やかな緑色をつくり出している。今日でも、北アメリカではターメリックはほとんど無名のスパイスである。例外的に、"E100" と機械的に名付けられた食品の着色料として、乳製品、飲料や菓子類に広く用いられている。北アメリカの一部では練りマスタードにも使用されていて、ターメリックの含有率は50 mg/100 gに達することがある。しかし、インド人のターメリック摂取量と同じにするには、1日当たり練りマスタードを9ポンド（4 kg）摂らなければならない！

ターメリックの治療特性

ウコンは紀元前3000年ごろに記された一連の医学書に、250種の薬用植物のひとつとしてすでに記載されている。この医学書は、石板に楔形文字で書かれていたものをアッシュルバニパル王（紀元前669～627年）が編集したもので、イギリス人のR.C.トンプソンにより『アッシリアの植物』と呼ばれている。

がんを予防する食材を探索していく過程でターメリックに興味がもたれたのは、このスパイスが広く行き渡った地域での薬効に関する多くの伝承に始まる。インドには伝統医学であるアーユルヴェーダー医学（アーユルは生命、ヴェーダーは知識の意）があり、ターメリックはそこで使用される主な薬剤のひとつである。アーユルヴェーダー医学は、おそらく人類最古の伝統医学で（最初の学校は紀元前800年ごろ設立された）、アジアの伝統医学（中国、チベット、イスラムの医学）の主要な流派の源流となっている。西洋医学に替わる有効な治療法として、インドでは依然として用いられている。アーユルヴェーダー医学では、ターメリックは体を浄化する作用があると考えられていて、多岐にわたる疾患の治療に用いられている。たとえば、消化器疾患、発熱、感染症、関節炎、赤痢のほかに、黄疸などの肝臓障害が挙げられる。

ターメリックの恩恵を被っているのは、インド人だけではない。漢方では、主に肝疾患、充血や出血の治療に使用される。琉球王国時代（12～17世紀）の沖縄では、ターメリックは"ウッチン"という名前で広がっていた。医薬品、あるいはスパイスや大根の漬物のタクアンの着色料として使われていたのである。1609年に薩摩藩に侵略されたのちウッチンの使用は途切れたが、その後最近になって脚光を浴び、とくにお茶として親しまれている。沖縄県民は長寿で有名であり（女性が86歳、男性が77歳）、また、百寿者の割合は10万人当たり40人である[*11]。これは、沖縄を除く日本の百寿者の割合である10万人当たり15人と比べても異常に高い。沖縄県民はウッチンを健康に好影響を与える食品のひとつと考

---

*11 ［訳者注］現在、沖縄県は長寿者に関して全国の上位でなくなっている。たとえば、2020年での百寿者の割合は人口10万人当たり93.62人と増加はしているものの、全国での順位は19位である。

えている。

ウコンはフランス語でcurcumaと記され、これはアラビア語でサフランを意味するkourkoumに由来する。実際に、ウコンは"インドのサフラン"ともいわれている。マルコ・ポーロは1280年の著書の中に、「本物のサフランと同じ香りと色をもっているがサフランではない植物」の発見について述べている。ウコンは、以前は"価値ある大地（terra merita）"といわれていたこともあった。原産地が遠いこと、つまり価値があることを指していたようである。フランス語でのterra meritaは今では使われなくなっているが、この表現は英語のターメリック（turmeric）の語源となっている。

ターメリックとカレーを混同してはならない。"カレー"という言葉はタミル語のkariに由来し、スパイシーなソースで調理された料理を指す。しかし、イギリス人の植民地への入植者たちは、この言葉を調理に使うスパイスのことと誤解をしたのである。つまり、カレー粉は一種類のスパイスというより、スパイスの混合物のことになる。ただし、混合物とはいうものの、ターメリックの含有率は20〜30％と高いものである。通常はこれに、コリアンダー、クミン、カルダモン、フェヌグリーク、そして様々な唐辛子（カイエンペッパー、ブラックペッパー、レッドペッパー）が含まれている。多くの種類のカレーがあり、唐辛子の含量も様々である。うかつに食べると、強烈な辛味に襲われることがある！ インド人はアルツハイマー病の罹患率が世界

表17　がんの発症率（人口10万人当たり）		
	インド	アメリカ
皮膚以外のすべて	203	644
乳房	19	91
肺	11	93
結腸／直腸	8	72
前立腺	5	104
卵巣	5	11
膀胱	4	28
肝臓	4	6
子宮内膜	2	16
腎臓	1.5	17

GLOBOCAN 2000, Cancer Incidence, Mortality and Prevalence Worldwide (2001) より.

で最も低く、欧米人の5分の1であるということが信頼に足るべきものであるならば、この辛さの経験は忘れることはないだろう。

ターメリックの抗がん作用、クルクミン

インドと欧米の国々、たとえばアメリカとの間に、いくつかのがんの発症率にある大きな差がターメリックに起因する可能性があることは、科学者間である程度の意見の一致がみられている（表17）。また、インド人が欧米の国々に移住するとがんの発症率が急激に上がってくることも、ターメリックで説明できるであろう（図41）。この仮説は、ターメリックはほとんどインドだけで大量に消費されること、ならびにターメリックの主成分のクルクミンによる抗がん作用に関するかなりの数の実験結果に基づいている。

ウコンの主成分（乾燥根の重量の5％）のクルクミノイド[*12]は、ターメリック

---

*12 ［訳者注］クルクミンは、構造が少しだけ異なる類縁体をもっていて、これらを含めてクルクミノイドという。クルクミンはターメリックに含まれるクルクミノイドの主成分である。

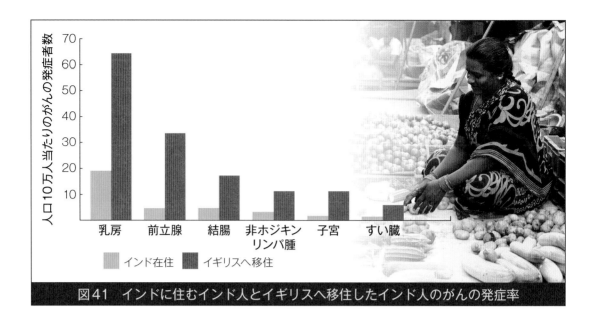

図41　インドに住むインド人とイギリスへ移住したインド人のがんの発症率

が呈する黄色の原因物質であるとともに、このスパイスがもつ薬効の基になっている。ターメリックの主成分であるクルクミン（**図42**）は多くの薬理作用が知られている。たとえば、抗血栓作用、コレステロール低下作用、抗酸化作用（ビタミンEの数倍高い活性）のほかに、高い抗がん活性がある。

　マウスを用いた動物実験では、様々な種類の発がん物質で誘導される腫瘍の形成が、クルクミンの投与で阻止できるこ

とが実証されている。これらの研究から、クルクミンは胃がん、結腸がん、皮膚がん、肝がんなどの複数の種類のがんの予防と治療に用いることができる可能性が示されている。また、この薬理作用は、イニシエーションとその後の段階で薬効を発揮していると考えられた。これらは、ヒト腫瘍から採取した細胞の増殖をクルクミンが阻止するという他の研究成果とも一致している。とくに、クルクミンは、白血病細胞、ならびに結腸がん、乳がん、卵巣がんなどの細胞の増殖を阻止するのに効果的であった。このような作用は、一般的にはがん細胞の生存に必要な特定の過程を遮断することに関連していると考えられていて、その結果アポトーシスによる細胞死を正常化させているのかもしれない。また、クルクミンが血管新生を阻害することで、腫瘍をエネルギー源から遮断することも示唆されている。がん発生の実験系には発がん物質を

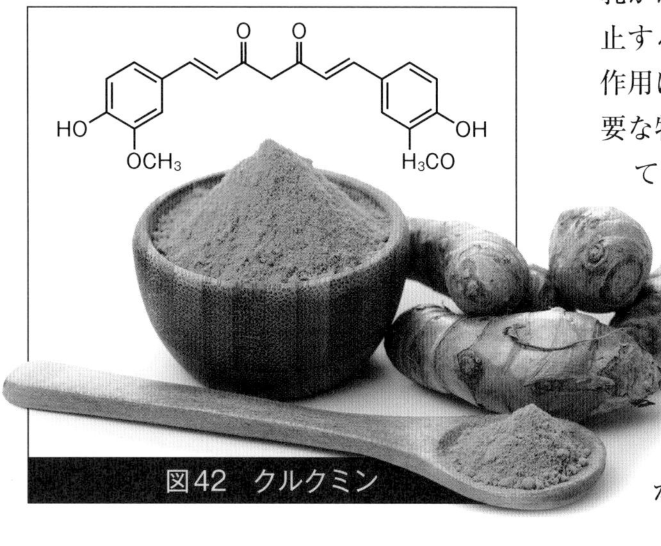

図42　クルクミン

使用するものの他に、ヒトが被る発がんリスクを模倣した要因をつくり出す方法もある。この方式を用いて、クルクミンの予防効果が実証された報告がいくつか存在する。たとえば、消化管に生じるポリープは大腸がんの重大な危険因子であるが、消化管にポリープが自発的に発生するように遺伝子を改変したマウスでは、クルクミンの投与はこれらのポリープの発達を大幅に（40％）遅らせることが可能であった。クルクミンによるこの効果は、主にがんへと変化するうえで危険なプログレッション段階を阻止しているからのようである。このことは、すでにポリープをもつ人であっても、クルクミンを食事に加えることで進行したがんへ変質するのを防ぐ可能性があることを示したものといえる。

実際に、クルクミンが最も薬効を発揮すると思われているがんのひとつに結腸がんが挙げられる。これは、炎症メディエーターの産生を司る酵素のシクロオキシゲナーゼ-2（COX-2）の濃度をクルクミンが低下させることによる（因みに、アスピリンや抗炎症剤のセレブレックスはこの酵素の阻害剤である）。このような抗炎症剤が結腸がんの発症率を下げるという、今までに行われた研究が示すように、抗炎症性という特性はこのがんの発症阻止に有効な効果をもたらすと考えられる。クルクミンを経口摂取すると、血中でのCOX-2の作用で形成される炎症メディエーターは劇的に減少する。最新の研究結果では、化学合成した抗炎症剤にはかなりの程度の副作用があり、将来における結腸がんの予防への適用が難しい可能性があることを鑑みると、この

結果は興味深いものである。現在、ターメリックとクルクミンによる様々ながん（結腸がん、乳がん、すい臓がん、メラノーマ）に対する治療の有効性を評価するための臨床試験が20件以上行われている。暫定的な結果からは、ターメリックとクルクミンは用量が比較的多い場合でも副作用がなく（あるいはほとんどなく）、良好な治療成果が得られている患者もいたため、有望なものと判断される。また、クルクミンは進行性の乳がんの女性の化学療法での治療結果を改善する。さらに末期のすい臓がんの患者を対象とした研究では、クルクミンの投与は腫瘍の大きさを劇的に減少させ（73％）、病状を安定化させた。これらの著しい効果は、この化合物が強力な抗がん作用を有していて、がん予防に有効であることを示している。

クルクミンは、生物体内へ吸収される割合が低いことから有効性が低いように思えるかもしれない。しかし、コショウに含まれるピペリンがクルクミンの吸収を1,000倍以上に高めることは注目すべきである。この特性は間違いなくクルクミンの薬効を最大限に拡大させるであろう（図42、p.86）。さらに、クルクミンの吸収はショウガやクミンの存在によっても増加することが知られている。一般常識がまたもや科学の出鼻をくじいたようである。というのも、コショウ、ショウガ、そしてクミンは、常にカレーには欠かせない食材であるので・・・。このようなクルクミンの体内吸収の促進は、他のフィトケミカル化合物が作用することもある。たとえば、遺伝子変異を遺伝的に受け継いでいるために大腸がんの発

症リスクが高い患者（家族性大腸ポリポーシス）において、クルクミンと野菜や果物に含まれているポリフェノールの一種であるケルセチンを同時に投与すると、前がん状態のポリープの成長が60％低下する。これらの例はすべて料理の相乗効果の概念を明確に示している。つまり、ある食品が、同時に食した別の食品の効果を増強しているのである。

抗がん効果をもつハーブ

　現在、料理に使われるハーブのほとんどは、シソ科（ミント、タイム、マジョラム、オレガノ、バジル、ローズマリーなど）とセリ科（パセリ、コリアンダー、クミン、チャービル、ウイキョウ）の植物である。これらの植物のほとんどは、地中海沿岸を原産地としており、その地域の伝統料理の発展の基礎となっている。

　シソ科とセリ科の植物は、すべて香りの強い葉をもっている。これは、テルペンから生じた芳香族分子を含む精油（エッセンシャルオイル）を高濃度含むからである。テルペンもがん細胞の成長に関係したいくつかのがん遺伝子の機能を妨げ、がん発生を阻止する。たとえば、様々な種類の腫瘍から採取したがん細胞は、テルペン（カルバクロール、チモール、ペリリルアルコール）の添加で増殖が抑えられ、場合によっては死滅することもある。遺伝的に結腸がんに罹患しやすいマウスにカルノソール（ローズマリーにとくに多く含まれるテルペン）を加えた餌を与えると、疾患を引き起こす原因であった腸管細胞の欠陥が修正され、がんの発生が妨げられる。ハーブにはウ

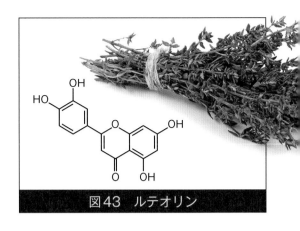

図43　ルテオリン

ルソール酸という多機能の抗がん化合物が含まれていることは注目に値する。この物質はがん細胞の直接的な攻撃、血管新生の阻止、ならびに、COX-2産生の阻害による炎症の抑制など、多機能の抗がん作用を示す。

　この抗がん活性はハーブのテルペンだけに限られたわけではない。ルテオリン（図43）とアピゲニンは、パセリ、ミント、タイムに多く含まれるポリフェノールであるが、これらもまた多くの抗がん活性を示す。たとえば、アピゲニンはかなりの種類のがん由来の細胞の増殖を阻害する。とくに、乳がん、結腸がん、肺がん、前立腺がんなど欧米の国々での主要ながんに由来する細胞の増殖を抑制する。アピゲニンは、テルペンやスパイスに含まれる分子とは全く異なってはいるが、その抗がん作用の機構は多くの点で類似している。つまり、がん細胞への直接的な作用と血管新生の抑制を行うのである。ルテオリンとアピゲニンは、PDGF成長因子[13]による筋肉細胞の動員を妨げ、腫瘍の成長に必要な血管網の構築を阻止する。興味深いことに、この抑制効果は、化学療法剤として用いられ

---

*13［訳者注］血小板由来成長因子（platelet-derived growth factor）の略。

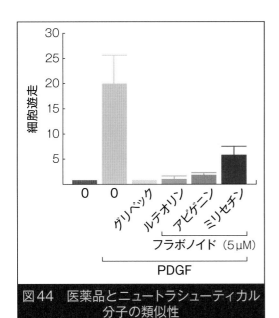

図44 医薬品とニュートラシューティカル
分子の類似性

大量に摂取した人の血液にはアピゲニンがかなり蓄積していて、その量はがん細胞の成長に関わる過程のいくつかを阻止するのに十分な量であるとの報告もある。さらに、アピゲニンの体内からの排出速度は比較的遅いので、この分子を大量に含む食材（パセリやセロリなど）を日常的に摂取すると、アピゲニンの血中濃度を十分に高めることができる。

まとめると、最近の研究は世界の各地の伝統料理に使われる多くのスパイスやハーブには抗がん作用があることを示している。とくに、ターメリックに関してはよく知られている事実である。しかし、すべてのスパイスやハーブ、さらに、ショウガ、トウガラシ、クローブ、フェンネル、シナモンも抗炎症作用をもつ分子を含んでいて、それにより前がん状態の細胞の発達を防止する能力を発揮する。したがって、スパイスやハーブを料理に用いるのは単に料理の味を引き立たせるだけでなく、強力な抗がん活性をもつ生物由来の活性化合物の濃縮物を食事に取り入れる方法と捉えるべきである。がん予防は、まさにおいしい！

ているグリベックのものと同程度の比較的低い濃度で生じる（図44）。

また、アピゲニンを最も多く摂取していた女性は、摂取量が少ない女性に比べて卵巣がんになるリスクが21％減少したことを示す最近の研究は注目に値する。通常、ハーブは摂取量が限られているのでポリフェノールの主要な供給源にはならない。それにもかかわらず、これらのハーブを常食するとがんを予防する可能性があるのである。たとえば、パセリを

要約

■ スパイスとハーブは抗炎症作用のある分子を含んでいて、がんの成長に適した環境から支援を受けるのを防止することで、がんの発生を抑制する。

■ ターメリックとその主成分のクルクミンは多種類の抗がん作用を有しており、このことがインドと北アメリカでみられるいくつかのがんの発症率の差異の主な原因になっている可能性がある。

■ クルクミンの体内への吸収効率はかなり低いが、コショウ、ショウガ、クミンと組み合わせることで大幅に増加する。

第10章　緑茶、それはがんと戦う心の癒し

お茶は長寿の妙薬．茶の木が茂る山や谷の土は、神聖で力に満ちている．
若芽を摘んで、斧を入れて飲めば、長寿となる．

栄西，喫茶養生記（1214年）

食事をとおしてがんを予防するという概念を正確に把握するには、緑茶を抜きにしては語れない。緑茶は単なる飲み物というよりも、数百年にわたりアジアの国々の習慣に欠かせないものになっている。それには伝統的な飲料としてだけではなく、病気を予防したり治療に用いたりするという意味合いが含まれている。残念なことに、本書で取り上げたアジア由来の他の食品と同じように、緑茶は西洋では東洋ほどにはまだ知られていない。そして、この違いがアジア人と欧米人のがんの発症率の差として現れていると考えている人もいる。緑茶は、非常に強力な抗がん化合物の優れた供給源である。そして、都合のよいことにこう言える——良薬は口に甘し！

お茶は、人類が健康に有益な特性をもつ植物を探し出す過程で発見されたものであろう。中国の伝説によると、この発見は紀元前5000年に遡る。神農大帝がお湯を沸かしているとき、風に吹かれた木の葉が数枚煮えたぎるお湯のなかへと舞い落ちた。そこに生じた色彩と立ち上がるこの上ない芳香に魅せられて、大帝はそれを飲みその高雅さと豊かな風味に驚きを覚えたのである。

しかし、多くの専門家は、実際にはお茶の発見は紀元よりも数世紀前ではないかと考えている。孔子（紀元前551〜479年）の著作や漢時代（紀元前220〜206年）の書物には、お茶に関する記述が何度か登場している。しかし、当時は治療薬としての使用に限定されていて、日常生活のなかに浸透したのはその後になる。唐の時代（618〜907年）になって、とくに疲労回復を図るばかりでなく、それ自身を楽しむために日常的に飲用されるようになった。茶葉の栽培と加工は、ちょうど書道、絵画、詩歌と同じように高尚な芸術になったのである。8世紀の終わりにはお茶の飲用は広く行き渡り、茶葉に税金が課せられるようになっていった。数世紀後には似たような茶葉に対する課税措置がイギリスでも施行されたが、これは結果的には当時の大英帝国の統治体系を揺がすような深刻な結末を迎えている。つまり、イギリスは財政赤字を解消すべく植民地に送る茶葉を含む一部の物資に過大な税金をかけるという愚行に及んだのである。これに対して怒りに満ちたアメリカ入植者は、1773年にボストンに停泊中のイギリス船から342箱の茶葉を強奪した。ボストン茶会事件として知られているこの事件は、今日ではアメリカ合衆国の独立につながる第一歩と考えられている。

日本はお茶が今日の隆盛を迎えるのに大きく貢献した。今日では、日本において最も優れた緑茶の製造が行われている。日本に茶が伝わって来たのは8世紀であるが、栽培が定着し日本人の心の一部に浸透してきたのは12世紀になってからである。日本の文化におけるお茶の重要

茶葉の生産

● 緑茶

緑茶は加工される度合いが最も低く、今日でも大部分の作業は手作業で行われている。茶はたった三段階で製造されるが、それぞれが最終製品の品質に影響を及ぼす。第一段階では摘み取ったばかりの茶葉が短時間蒸気で蒸される。この蒸熱処理により発酵に関わる酵素が数秒のうちに不活性化され、葉の色を元のまま保つことができるようになる。茶葉の粗熱が取れて乾燥したら、第二段階の揉みが行われる。これは揉捻（じゅうねん）といわれる作業で、茶葉は縮れて細胞が壊され風味が放たれる。第三段階では茶葉を回転させながら乾燥させ、小さく縮めることで針状の製品を得る。茶葉の摘み取りから加工までのすべての工程が、製品の特性に関係している。たとえば、煎茶といわれる普通の茶はさわやかであるが、日陰の葉でつくった玉露はまろやかさが引き立つ。5月に収穫される最初の茶葉は最も繊細で軟らかく、煎茶や玉露に使用される。一方、夏に収穫される茶葉からは、カフェインが少ない番茶がつくられる。人によっては、玉露は世界で最も優れた緑茶と考えている。

● 紅茶

紅茶の製造は、蒸熱処理が最初ではなく最後に行われる点を除くと、緑茶の場合と似ている。最初に茶葉に熱を加えて水分を飛ばし、しぼみを生じさせる。これにより茶葉の発酵（酸化）を司る酵素のポリフェノールオキシダーゼが放出される。茶葉は揉捻処理により細胞が破壊され、その後の発酵でポリフェノールは黒色の色素に変換される。最後に焙煎処理を行うことで酵素を失活させ、余分な水分を除去する。緑茶の場合と同様、紅茶の特色は生産者のノウハウに左右される。最も有名な紅茶のひとつであるダージリンティーは、お茶に含まれる抗がん作用を有する分子であるカテキンを多く含む数少ない紅茶のひとつである。

● ウーロン茶

このお茶は半発酵茶と呼ばれていて、広くは消費されてはいない。紅茶に似ているが、発酵時間が短い。そのため、緑茶と紅茶の中間に位置している。フォルモサ（台湾）ウーロン茶は中国ウーロン茶よりもやや黒く、最も人気がある。

性は、"茶の湯"に見事なまでに具現化されている。これは、茶道といわれ、調和、尊敬、純粋および静寂の精神を基に精緻につくられた作法である。この儀式は現在ではあまり行われなくなってはいるが、茶の湯の精神は依然として日本人と緑茶の親密な関係のなかに浸透している。

緑茶と紅茶

茶はツバキ科の熱帯植物 *Camellia sinensis* の若葉からつくられる。この植物の原産地はインドで、シルクロードを経て中国に伝わった。野生では樹木のように大きく成長するが、栽培では収穫の容易さと若葉の形成を促すため、低木の茂みとして育成される。囲み記事17で示

したように、緑茶、紅茶、ウーロン茶といった主要な3種の茶は、ツバキ科の植物、*C. sinensis*（あるいはインドでは、*C. sinensis assamica*）の茶葉からつくられる。しかし、それぞれの特徴は製品の製造方法によって異なる。

　世界で最も飲まれている飲料は、水は当然として、その次がお茶になる。世界では1秒ごとに15,000杯のお茶が飲まれていて、これは年間、5,000億杯に相当する。1人当たりでは平均100杯である。紅茶が現在最も人気があり、世界の消費の78％を占めている一方で、緑茶は20％の人に好まれている。紅茶はとくに欧米で人気があり、そこでは95％の紅茶が消費されている。これに対してアジアでは、紅茶の消費はかなり低く緑茶が飲み続けられている。アジアでは95％の紅茶がインドで消費されている。これは比較的最近の習慣で、イギリスの植民地時代の影響を強く受けている。

　原材料は同じであるが、緑茶と紅茶の化学組成は全く異なる。実際、紅茶の加工では、茶葉の発酵でもともと含まれていたポリフェノールの性質が劇的に変化する。つまり、ポリフェノールは酸化されて、テアフラビンといわれる赤色色素へと変化する。この変換は、がん予防という観点からは、非常に大きな影響が生じる。その理由は、緑茶に含まれるポリフェノールには抗がん作用があるが、その酸化物ではほとんどの効力が失われてしまうからである。そのためがん予防という観点からは、緑茶はその酸化による派生物である紅茶よりもはるかに優れている。このような特性の大きな違いを考慮すると、お茶の消費の習慣を変えるだ

けで、西欧のがん患者の減少に大きな影響を与える可能性があると思われる。実は、かつては緑茶も西欧の習慣になっていたこともある。人々が紅茶を飲むようになったのは、主に政治的ならびに経済的な理由からであり、西欧人が緑茶に対して特別な嫌悪感を抱いていることは全くない。

　1600年代に、おそらくポルトガル商人によってヨーロッパにもたらされた茶は、ほとんどが緑茶であった。紅茶（西洋では"black tea"だが、中国では"red tea"と呼んでいた）の製造に必要な発酵技術は中国では明朝（1368〜1644年）に始まったばかりで、まだあまり普及していなかったのである。しかしながら、輸入国までの長い船旅により、傷みやすい緑茶の風味が損なわれたことは想像に難くない（1716年のカナダへの輸出には、到着まで1年以上費やした）。一方で、紅茶は長い距離の輸送でも目立った味の変化は生じてこなかったため、人々は紅茶のほうを好むようになったのである。このような状況にもかかわらず、緑茶は19世紀中ごろまではイギリスでは非常に人気があった。見た目がよいのがその理由で、そのため紅茶よりも高い値段で販売されていた。しかし、中国の生産者は見た目が緑茶であれば売り上げが伸びるであろうと考えて、加工過程で化学物質（銅塩と思われる）を加えることで葉の色を濃くしようと試みた。このことがスキャンダルとして発覚し、それ以降人々は緑茶を飲まなくなったのである。イギリス人は、世界一の紅茶消費者でありながら、緑茶は依然としてイギリスの市場には存在していない。その後、イギ

リスがインドを植民地化したことで、大規模な茶葉の栽培が行われるようになり、それにより最終的に紅茶がヨーロッパで飲用されるお茶の主流として確立している。インドは、現在でも紅茶の主要な生産国で、世界の生産量の38％を占めている。

　北アメリカの人々は、イギリス人ほどは紅茶に対する思い入れがないので、1930年代初頭までは紅茶と同じくらい緑茶を飲んでいた。実際に、緑茶のほうを好んでいた時期もあったようで、たとえば、カナダの公文書によれば、1806年に9万ポンド（40,800 kg）の緑茶がカナダに輸入されたが、紅茶は1,500ポンド（680 kg）とかなり少ない！　しかし、1931年の満洲の支配をめぐる中国と日本との間の戦争が始まってからは、緑茶の北アメリカへの輸出が急落し、緑茶の消費者は紅茶に変更せざるをえなかったのである。

　このような伝統を元に戻すのは、よい考えかもしれない。それは、緑茶は抗がん作用という点ではまさに別格で、紅茶を緑茶に替えることで西欧の国々のがん発症率にかなりの影響を与えうるからである。

緑茶の抗がん作用

　緑茶は複雑な飲み物である。数百種類の化合物で構成され、これらが特徴的な香り、味、渋みの基になっている（図45）。茶葉の重量の3分の1は、フラバノール、あるいはより一般的にはカテキンといわれるポリフェノールの一員を含

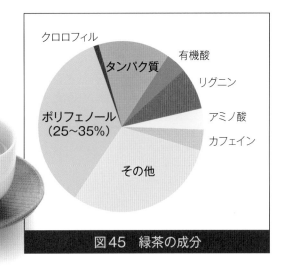

図45　緑茶の成分

んでいる。緑茶が抗がん作用を示すのは、このカテキンによっている。

　他のポリフェノールと同様にカテキンも複雑な化合物で、植物の生理機能に重要な役割を担っている。たとえば、カテキンは抗真菌作用や抗菌作用をもっていて、様々な病原体の侵入に抵抗を示す。緑茶には数種類のカテキンが含まれていて、そのなかの主要なカテキンであるエピガロカテキンガレート（EGCG）は最も高い抗がん活性を示す（図46）。

　緑茶のカテキン組成は、生育場所、植物の栽培種、収穫時期、そして加工法により大きく異なることに留意すべきである。言い換えると、名称が緑茶だからといって、必ずしも抗がん作用のある化合物が大量に含まれているわけではない。数種類の茶を分析すると、お茶に溶出してくるEGCG量には大きな差があることが分かる（図47）。一般的に言うと、日本茶のほうが中国茶よりもEGCGの含有量が高い。

　茶葉をお湯に浸漬する時間もお茶に含まれるポリフェノール含有量に大きく影響する。長い時間（8〜10分）浸けて

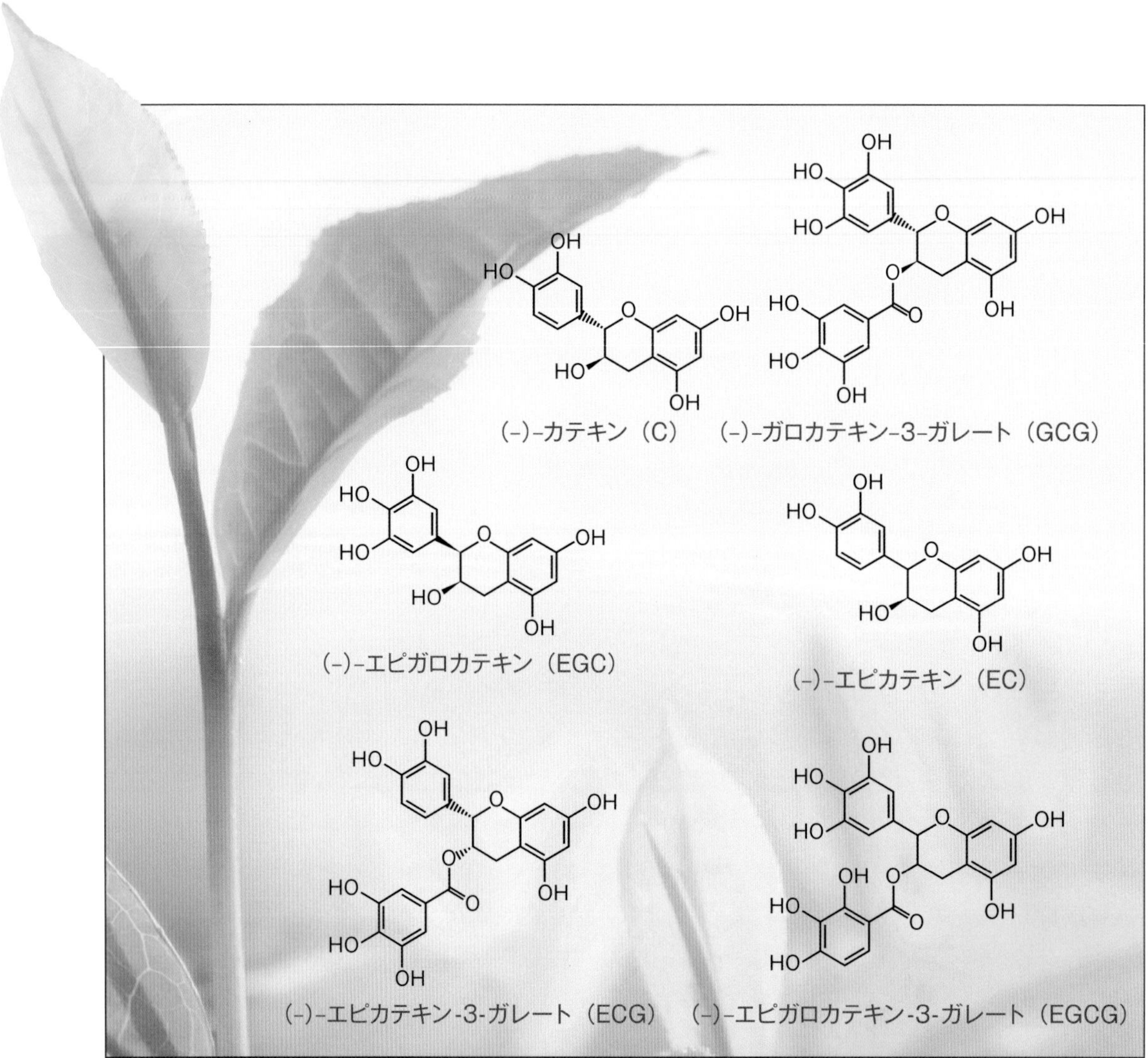

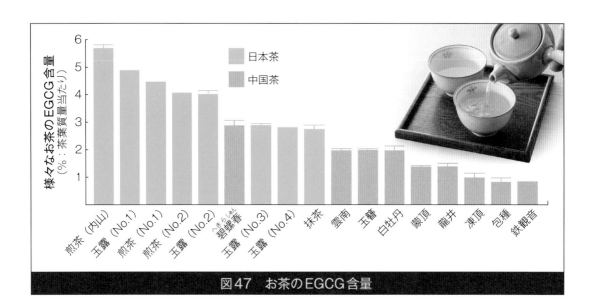

(–)-カテキン（C）　　　(–)-ガロカテキン-3-ガレート（GCG）

(–)-エピガロカテキン（EGC）

(–)-エピカテキン（EC）

(–)-エピカテキン-3-ガレート（ECG）　　(–)-エピガロカテキン-3-ガレート（EGCG）

図46　緑茶に含まれる主なポリフェノール化合物

図47　お茶のEGCG含量

おくと、より多くのポリフェノールが抽出される。高品質の茶葉を適切に抽出すると、並みの品質の茶葉を短時間浸した場合に比べてポリフェノールの含量が60倍も高い（表18）。このような大きな差が、お茶の摂取によるがん予防の可能性に大きく影響することは言うまでもない。

　個々人が摂取するお茶の成分の組成には非常に大きいばらつきがあるため、がんの予防効果を疫学調査で調べるのが難しくなっている。それにもかかわらず、最近行われたいくつかの研究では、緑茶ががん予防に有効であることが示唆されている（図48）。この効果は、結腸がん、

口腔がん、前立腺がん（転移性）に対してより顕著であった。後者に関しては、普段から紅茶でなく緑茶を飲用すると、前立腺組織にポリフェノールが蓄積し、炎症誘発性転写因子のNF-κBとこのがんのマーカー分子である前立腺特異抗原が減少したという報告もある。このほかに、乳がん、膀胱がん、肺がん、胃がんに対する予防効果も示唆されている。このようにがんの予防部位が異なるのは、緑茶ごとにポリフェノール含量が大幅に異なることと関係しているのかもしれない。緑茶の抗がん作用を明確に調べることを目的とした新たな研究では、お茶の摂取量ではなく、摂取したポリフェノールの量の観点から考慮すべきである。この意味で興味深いのは、尿中のカテキンとその代謝物の分析から、これらの化合物を大量に排泄している人（したがって、抗がん作用をより多く受けている人）は、結腸がんにかかるリスクが60％低いことが挙げられる。

　さらに、緑茶を飲むことで、がんの発症リスクを大幅に抑制する可能性があると信じるに足る、多くの理由が存在する。たとえば、緑茶に含まれるEGCGは、数種類のがん細胞の増殖を*in vitro*[14]で抑制する。この場合の細胞株には、白血病の細胞株のほか、腎臓がん、皮膚がん、乳がん、口腔がん、前立腺がんが用いられている。これらの結果は、動物実験での結果と照らし合わせると大変重要であることが理解できる。つまり、緑茶は、主に

表18　鉄観音と玉露を煎じた時の ポリフェノールの含量	
	1杯に含まれる ポリフェノール （mg）
鉄観音2分間の煎じ	9
玉露10分間の煎じ	540

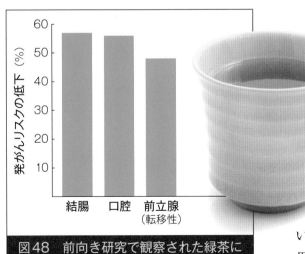

図48　前向き研究で観察された緑茶による発がんリスクの低減効果

＊14［訳者注］生物体から取り出した細胞を用いて行う実験のこと。

皮膚がん、乳がん、肺がん、食道がん、胃がん、結腸がんなどの発がん物質で誘導される腫瘍の発生も防いだのである。また、この予防効果は、発がん物質で誘導される腫瘍に限定されるのではなさそうである。というのは、前立腺がんを発症するように遺伝子を組み替えたマウスに緑茶を加えた餌を与えると、腫瘍の成長をかなり抑えられているからである。しかも、緑茶は、通常飲用される量で効果が生じていた。

　緑茶によるがん発生の予防のなかで最も効果が高いのは、血管新生に対する強力な作用であろう。現在までに同定された食品に関連した化合物のうちで、EGCGは血管新生の引き金となる因子であるVEGF受容体の活性を強力に阻害する。最も興味深いことに、この受容体の阻害は反応が非常に速く、しかも緑茶を毎日数杯程度飲めば達成できるような低濃度で生じている。したがって、このような血管新生の阻害が、緑茶ががんを予防するのに機能している主要な機構のひとつであることは明らかである。

　緑茶がもつ抗がん特性を考えると、欧米人が紅茶に置き換えることなく緑茶の味を好んでいたならば、おそらく我々の社会におけるがんの重圧はもっと軽くなっていたものと思わざるをえない。歴史を書き換えることはできないが、後戻りできないということではない。お茶の習慣を変える可能性を模索しているお茶の愛好家は、緑茶がもつ魅力的な彩色、さわやかな風味、そして4分の1という低いカフェイン含量に驚くことだろう。緑茶は、単にがん予防における食生活の一部というだけでなく、その食事の"魂"になりうる。それは、抗がん作用のある化合物を、憩いながら容易に摂取するときの気楽さと喜びを象徴する。茶人、千利休（1522〜1591年）は、「茶の湯とは、ただ湯を沸かし、茶を点てて、飲むばかりなることと知るべし」と述べている。その後に我々が学んだことを照らし合わせると、この言葉に、「しかも、がんの予防に効果あり」と付け加えられるかもしれない。

要約

- ■紅茶とは対照的に、緑茶は多くの抗がん特性をもつカテキンを大量に含んでいる。
- ■お茶が示す効果を最大限に引き出すには、抗がん作用をもつ化合物が多く含まれる日本茶を選択し、ほとんどの化合物の抽出ができるように、お茶を淹れるのに8〜10分間程度かけるのが望ましい。
- ■常にいれたてのお茶を飲み（魔法瓶は避ける）、1日を通して間隔をあけて飲むのがよい。

第11章　ベリーへの情熱

苺や木苺のようなきみの味をね
おお花の肉体よ
盗人みたいにそっと接吻していく一陣の強い風に
きみは微笑みかける

アルチュール・ランボー，ニーナの返答（1980年）
〔宇佐美斉訳，筑摩書房（1996年）より〕

　快活さと新鮮さを併せもち、繊細な香り、強烈な色、洗練された風味を醸し出すベリーは、食品の中ではかなり限られた部類に属している。栄養価の高さよりも、その芳香と上品さを漂わせるこだわりが、食事のなかで際立つ。ベリーに目がない人は、このおいしい果物が抗がん作用をもつフィトケミカル化合物の紛れもない宝庫であることを知ると、驚くに違いない。おいしいものは健康にも良いということを、まさに示している！

ラズベリー

　ラズベリー（raspberry；語源はraspis berryから、ここでraspisは"甘いバラ色のワイン"の意、あるいは古フランス語でラズベリーを指すraspeから）は古くから非常に人気のある果物だったようで、オリンポスの神々もことのほか好んでいた。幼いゼウスが、恐ろしい父親の殺意から逃れてクレタ島に逃れていたときのことである。ゼウスが激しく興奮して泣き叫んでいるのを静めるため、子守の妖精イデはクレタ島の山の斜面に生えているラズベリーを摘もうとしたが、彼女は茂みのとげで胸をひっかき、鮮血がラズベリーに流れ落ちていった。白い色をしていたラズベリーは、その後は鮮やかな緋色に染まったのである。この風変わりな伝説は何世紀にもわたり受け継がれていて、1世紀初頭においても、プリニウスは依然としてイデ山がラズベリーの自生する唯一の場所と信じていた。ラズベリーの原産地はギリシャではなく東アジアの山岳地帯らしいのではあるが、この魅惑的な物語に因んでラズベリーには、イデの木を意味する *Rubus idaeus* という学名が与えられている。

　ラズベリーは味わい深さを示すばかりでなく、多くの国々では古くから伝統薬としても用いられてきた。ロシアでは解毒剤、中国では不老薬として重宝された。イチゴと同じように、ラズベリーはエラグ酸という非常に強力な抗がん作用をもつ化合物が大量に含まれていて、魅力的な食品といえる。

イチゴ

　イチゴは非常に丈夫な植物で、南北アメリカ、ヨーロッパ、アジアなど世界のほとんどの地域に自生している。このためイチゴを食べ始めた地域は、人類の起源そのものと切り離すことができそうにない。このことは先史時代の住居跡から多数のイチゴの種子が発見されたことでも証明されている。極上の香りをもつことからローマ人がフラガ（fraga）と呼んだ古代イチゴ（*Fragaria vesca*）は、

もっぱら下草のなかに生育していた。不思議なことに、実際にはローマ人はこの味には興味を示さなかった。ヴァージルは牧歌のなかで、「花や果実の芽を摘む若者たちよ、この地を去りなさい。冷たいヘビが、草むらに横たわる」と記している。ローマの若い男女はイチゴを摘んでいる間の楽しい出会いのほうが、イチゴそのものよりも魅力的だったのだ!

イチゴの栽培は、14世紀の中ごろにフランスで始まったとされている。庭師が野生のイチゴの苗を王宮の庭に移植したことが始まりである。王室がこの果物に熱中していたので、相当の労力が費やされた。つまり、1368年、国王シャルル5世の庭師を務めていたジャン・デュドワは1,200株以上のイチゴの苗をルーブル宮殿の王室庭園に移植している。この王室とイチゴの密接な関係は、フランスの歴史では何度も生じている。1622年、ルイ13世が地方のプロテスタントの反乱を鎮めるためにアキテーヌ地方に赴いたとき、彼の食事はイチゴをワインと砂糖に漬けたもののほかに、イチゴのクリームパイであった。

我々が今日知っているイチゴは、当時のヨーロッパで食べられていたものとは異なる2つの品種の苗から選別されたものである。17世紀初頭、フランスの探検家たちは北アメリカへの旅行からスカーレット・ストロベリー(*Fragaria virginiana*)といわれる品種を持ち帰り、ルイ13世とルイ14世によりヴェルサイユ宮殿の温室で大規模に栽培されるようになった。太陽王(ルイ14世)はイチゴが大好物で、消化不良を起こすほど食べていたそうである。現在、世界中で食べられているイチゴの品種の多くは、アメデ・フランソワ・フレジエ(Amédée-François Frézier)の働きによる。彼の名前は、フランス語でイチゴを表すフレジエ(fraisier)と似ていて、イチゴの歴史の中で彼が大きな役割を果たすのを、運命づけられていたのかもしれない。フランス軍の将校で地図製作者であったフレジエは、1712年にスペインの港の偵察と南アメリカの西海岸の要塞化の任に当たっていた。チリの海岸で彼は大きな白い実をつけるイチゴの変種(*Fragaria chiloensis*)の存在に気づき、この植物を5株フランスに持ち帰った。この株は実をつけることはなかったが、他の品種、とくに *F. virginiana* に受粉させることができた。この交配により、現在、世界中で栽培しているイチゴの祖先(*Fragaria ananassa*)が誕生した。

イチゴの実と枝葉は一般に昔から治療のために使用されていたようである。アメリカ、オンタリオ州南東部の先住民族のオジブウェー族は、イチゴの葉を煎じて胃の不調や下痢などの消化器系疾患の治療に用いていた。しかし、イチゴの効力はこれだけに止まらない。スウェーデンの著名な植物学者リンネは、イチゴを大量に用いた治療で彼の痛風発作が奇跡的に治まったと信じていたし、フランスの哲学者フォンタネル(1657〜1757年)は100歳まで生きたが、その長寿の秘訣はやはり毎年のイチゴを用いた療法にあるとしていた。このような興味を引く逸話はいくつか存在している(囲み記事18)。その一方で、最近の科学的データは、イチゴが実際にがんの予防に重要な食べ物である可能性を示唆している。

囲み記事18
イチゴの象徴と寓話

イチゴの起源は、ラズベリーほど詩的ではないが、それでもいくつかの象徴や寓話、そして伝説がある。北アメリカの先住民族は、死者の魂が生者の世界を忘れるには、巨大なイチゴを見つけて食べ、食欲を満たして永遠に安らかに眠ることによると考えている。欧米人にとっては、イチゴの赤い色、軟らかい果肉、甘い果汁、そして心臓に似た形は、愛と官能ばかりでなく誘惑をも象徴する対象である。

また、イチゴは古くから皺の防止や肌の調子を整えたりする美容法に用いられてきた。革命後のパリのファッションリーダーだったタリアン婦人は魅惑的な人物で、肌のみずみずしさとハリを保つために、いつも20ポンド（9kg）のイチゴを風呂のお湯のなかで砕いていた。この恥ずべき浪費を行った彼女は、オペラ座にノースリーブの白い絹のチュニックを着て登場した。下着も付けずに！

イチゴの唯一の欠点として、多くの食品（チョコレート、バナナ、トマトなど）と同様に、アレルギー様食中毒をしばしば引き起こすことが挙げられる。これにより、喘息や蕁麻疹などの不快な症状が引き起こされる。しかし、これらのアレルギー様反応は特異的な抗体の産生を伴わず、本当のイチゴアレルギーほど深刻ではない。この種のアレルギーは、成人では全食品のアレルギーの1%未満と稀である。

ブルーベリーとビルベリー

ブルーベリー（*Vaccinium angustifolium*）は、ヨーロッパ産のビルベリー（*Vaccinium myrtillus*）の近縁種で、原産地の北アメリカ北東部では、古くから食されていた。北アメリカの先住民族は、この果実は神々が彼らを飢饉からから救うために送ったものと信じ崇めていた。北アメリカに到着したヨーロッパ人たちは、すぐさまブルーベリーを食用に供した。

北アメリカの先住民族は、ブルーベリーを食用だけでなく薬用としても重用していた。そのなかでもとくに、植物の根を煎じたものは妊娠中のストレスを和らげるために、また葉を煎じたものは体調を整えたり、子供の疝痛を抑えたりするために使用された。アルゴンキン族はブルーベリーには実際にリラックス効果があると信じていて、植物の花を精神錯乱の治療薬として使ったほどである！

ビルベリーは古代の世界においても下痢、赤痢、壊血病などの病気の治療に用いられていた。この果実は古くから血行障害のほかに、糖尿病性網膜症、緑内障、白内障の治療に用いられていて、現在も一部の医師はこの薬理作用を利用している。たとえば、糖尿病性網膜症は網膜の血管新生が制御できなくなることで生じ、この過程は新たな血管網の形成で腫瘍の成長が支えられるのと似たプロセスであるため（第3章参照）、この使用法はことのほか興味がもたれる。後に述べるよ

うに、最近の科学的データは、ブルーベリーとビルベリーに豊富に含まれているアントシアニジンが抗血管新生作用に関与し、それにより腫瘍の成長を抑えている可能性を示唆している。

クランベリー

クランベリーは赤色で苦味のある実をつけるが、れっきとしたスノキ（Vaccinium）属の植物で、それゆえブルーベリーやビルベリーの近縁種である。クランベリーの同族種には、ラズベリーと同様にヨーロッパ産のコケモモ（Vaccinium vitis idaea）もあるが、最もよく知られたものが北アメリカに自生している。2品種あり、小さな実をつけるツルコケモモ（Vaccinium oxycoccos）と大きな実をつけるオオミノツルコケモモ（Vaccinium macrocarpon）で、後者は現在商業的に栽培されている。

クランベリーは、アメリカで1621年から感謝祭を祝う行事に七面鳥に添えられることが例外としてあるくらいで、一般にそれ以外では現代の食卓に上がることはほとんどない。一方、北アメリカの先住民族はこの果実を好み、アトカ（atoca）と呼んでいた。彼らは、クランベリーを主に乾燥物として食べたりする。その他には長期の冬を越えるために、乾燥した肉と脂肪とを混ぜてつくったペミカンといわれる料理などとして、文字どおりありとあらゆる形にして食べていた。科学的な知識はなかったが、先住民族はクランベリーが含む高濃度の安息香酸を活用していた。この天然の化合物は、食品を長持ちさせる効果をもっている。現代では、クランベリーはジュースとして飲まれることが多い。しかし、残念なことに市販のジュースには大量の砂糖が含まれていて、クランベリーの有益な特性の基であるフィトケミカル化合物の含量が極めて低い。

クランベリーを摂取する理由のひとつに、泌尿器系の感染症に効果があるとの言い伝えが最も有名である。入植者たちは、北アメリカの先住民族が膀胱や腎臓の治療にクランベリーを使っているのを見て、この小さな果実に治療効果があることを知るようになった。驚くべきことに、この伝統薬は科学的な根拠をもつようになっている。つまり、クランベリーに含まれる化合物のいくつかは、細菌が尿路細胞に付着するのを防ぐことが分かってきていて、これにより尿路の感染症の発症リスクを低減していると考えられている。すぐ後にも触れるが、クランベリーに含まれるこれらの化合物はブルーベリーにも含まれていて、がんの予防に役立っているかもしれない。

ベリーのもつ抗がん作用：エラグ酸、アントシアニジン、プロアントシアニジン

ベリーは季節的な果物で、食事のなかに占める割合が比較的小さい。このため、がん予防に対する効果が検討されるようになったのは、つい最近のことである。そして非常に興味深い結果が、今日までに得られている。つまり、日常的にブルーベリーやイチゴを摂取すると、ホルモン依存性の乳がん（ER-）のリスクが30%低下するのである（図29、第5章）。この予防効果は驚くべきものではない。それは、様々な食材の抗がん作用に興味

をもっている研究者は、ベリー類はがん予防に重要だといつも述べているので。それではその理由をみてみよう。

● エラグ酸

ベリーのフィトケミカル化合物のなかでエラグ酸は、間違いなくがんの発生を抑制する可能性が最も高いと思われている物質である。この物質は珍しい構造をしたポリフェノールで（図49）、主としてラズベリーやイチゴに含まれている他に、ヘーゼルナッツやペカンナッツなどのいくつかのナッツにも存在している（表19）。ここで、一見するとエラグ酸はイチゴよりもラズベリーに多く含まれているように思えるが、エラグ酸は、ラズベリーでは90％は種子に、またイチゴでは95％は果肉に含まれていることに注意する必要がある。このことから、イチゴのエラグ酸のほうがラズベリーのものよりも容易に吸収されると予想できる。このような状況のなかで、エラグ酸やそのほかのフィトケミカル化合物の濃度が高いイチゴの品種、オルレアン（Orleans）がカナダで最近開発されたのは興味深い。これは、今日までに知られているなかで、最初のニュートラシューティカルのイチゴではないだろうか。

エラグ酸の主な供給源であるイチゴとラズベリーの抗がん作用は、がん細胞、ならびにがんを誘発するような処理が行われた実験動物でも研究が行われている。

イチゴやラズベリーの抽出物は腫瘍細胞の増殖を抑制し、その効果は果実のもつ抗酸化力によるものではなく、含まれ

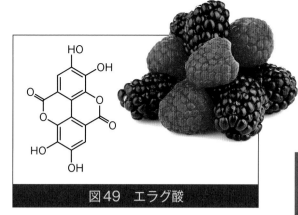

図49 エラグ酸

表19　果物やナッツのエラグ酸含量	
食品	エラグ酸 （mg/1人分）*
ラズベリー（あるいはブラックベリー）	22
ナッツ	20
ペカン	11
イチゴ	9
クランベリー	1.8
果物（ブルーベリー、柑橘類、モモ、キウイ、リンゴ、洋ナシ、サクランボ）	1未満

＊5オンス（150ｇ）の果物、あるいは1オンス（30ｇ）のナッツを摂取したとき

ているポリフェノールの量に直接関係していた。実験動物をイチゴやラズベリーを5％と比較的高い割合で含む餌で飼育すると、強力な発がん物質のNMBA[15]で生じる食道の腫瘍の数を大幅に減らすことが示されている。ヒトにおいてもイチゴのポリフェノール抽出物を投与すると同様の結果が得られていることから、ベリー類は食道がんを予防する武器になることが示唆されている。

エラグ酸ががんの発生を阻害する機構として現在までに分かっているのは、

＊15 ［訳者注］ N-ニトロソメチルアミノ酪酸（N-nitrosomethylaminobutyric acid）の略。

この物質が発がん物質の活性化を妨げるというものである。つまり、活性化された発がん物質がDNAと反応し、発がんの引き金となる突然変異が生じるのを押しとどめるのである。また、エラグ酸は発がん物質の排泄を促進することで、毒素からの攻撃に対する防御能力を高めているようにも思われる。このように、一見したところでは他の食品について述べてきたものと似てはいるが、我々自身による研究はエラグ酸が想像されていた以上に多彩な抗がん化合物であることを示唆している。我々は、エラグ酸が腫瘍の血管新生に必須の二つのタンパク質（VEGFとPDGF）（第3章参照）の強力な阻害剤であることを発見した。実際のところ、ちょうど緑茶の成分のいくつかでみられたように、エラグ酸は製薬企業が合成した薬剤とほぼ同程度に腫瘍の血管網の形成へとつながる細胞活動を阻害する。腫瘍の発生や進展における血管新生の重要性を考えると、エラグ酸は抗血管新生作用を有することで、その抗がん特性を高めていることは明らかである。それゆえ、イチゴとラズベリーは、食事によるがん予防ではとくに注目すべきものといえる。

• アントシアニジン

　アントシアニジンはポリフェノールの一種で、多くの野菜や果物の赤色、ピンク色、紫色、橙色、青色などの大部分の呈色の原因物質である。たとえば、デルフィニジン（図50）と呼ばれるアントシアニジンは、ブルーベリーの濃青色の基であり、サクランボのシアニジンは特徴的な赤色を与える。これらの色素はべ

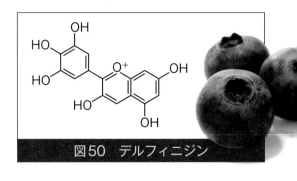

図50　デルフィニジン

リー類にとくに多く含まれ、その濃度は500 mg/100 gにも上る。これらの果物を大量に食べている人々は、1日当たりのアントシアニジンの摂取量は200 mgにも達し、ポリフェノールの消費が最も多い部類に属する。

　あるデータによると、アントシアニジンは高い抗酸化活性をもつだけでなく、がんの発生にも大きな影響を与える可能性がある。たとえば、種々のアントシアニジンを腫瘍から採取した細胞に加えると多様な変化が生じる。すなわち、DNA合成を阻害することで細胞増殖を停止させたり、アポトーシスによる細胞死を引き起こしたりする。また、アントシアニジンの抗がん作用のひとつに血管新生の阻害もあるようである。実際に我々は、ブルーベリーに含まれるアントシアニジンのデルフィニジンが、血管新生の活性に関連したVEGF受容体の活性を阻害することを明らかにした。しかも、この果物を食べることで達成できる程度の濃度で効力を発揮していたのである。興味深いことに、この活性はデルフィニジンの抗酸化作用とは関係ないことは間違いない。このことは、ビルベリーに大量に含まれるマルビジンは、デルフィニジンに非常に似た構造をしていて、同程度の抗酸化活性を示すにもかかわらず、受容

体活性の妨害は全く示さないことからも
明らかである。

　ブルーベリーのアントシアニジンとイ
チゴとラズベリーのエラグ酸には抗がん
作用があるので、これらの果物を食事に
取り入れることによりがん予防に大きな
効果を生じる可能性がある。すべてのベ
リー類にはエラグ酸かアントシアニジン
が大量に含まれているが、ブラックベ
リーとブラックラズベリーだけが両方を
含んでいる。そのため、これらの果物は
貴重な味方になる可能性がある。このよ
うな趣旨に基づいて行われた最近の研究
からは、ブラックラズベリーの抽出物が
動物の食道がんの進展を抑制すること、
さらに家族性腺腫性ポリポーシスのため
結腸がんのリスクが高い人の腺腫性ポ
リープを縮退させることが示されている。

• プロアントシアニジン

　プロアントシアニジンはカテキン分子
が重合したポリフェノールである。その
重合度は様々で、複雑な形をしている
(**図51**)。これらの重合体はタンパク質
と結合することが可能であり、とくに、
唾液中のタンパク質と複合体を形成する
と渋みの原因となる。プロアントシアニ
ジンは多くの植物の種子、花、樹皮に多
量含まれているが、食用の植物では限ら
れている (**表20**)。非常に重要な供給源
であるが、毎日摂取することができない
シナモンとココアを除くと(ココアに関
しては、人によっては異論があるかもし
れないが)、クランベリーとブルーベ
リーがこれらの化合物の最適な供給源で
ある。イチゴでの含量は他の食品と比べ
ると目立っているが、本章で取り上げた

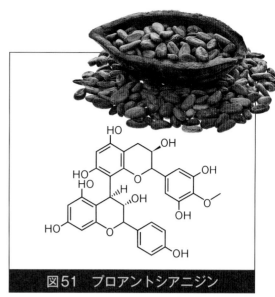

図51　プロアントシアニジン

表20　食品中のプロアントシアニジン含量

食品	プロアントシアニジン含量 (mg/100 g)
シナモン	8,108
ココアパウダー	1,373
アズキ	563
ヘーゼルナッツ	501
クランベリー	418
ワイルドブルーベリー	329
イチゴ	145
リンゴ (レッドデリシャス) 皮付き	128
ブドウ	81
赤ワイン	62
ラズベリー	30
クランベリージュース	13
グレープシードオイル	0

USDA Database for the Proanthocyanidin Content of Selected Foods (2004) より.

他のベリーにはプロアントシアニジンの
含量は少ない。一方、クランベリー
ジュースには、摘みたての果実と比べて
この化合物がはるかに少ないことに注意
すべきである。そのため、重要な供給源
とはみなされない。

プロアントシアニジンは、並外れた抗酸化力をもつ分子としてとくに有名である。このことは、ジャック・カルティエの2回目の北アメリカへの航海で如実に示されている。このとき乗組員はカナダで冬を過ごさざるをえなくなり、苛烈な壊血病に悩まされていた。カルティエは1535年の航海日誌に、「歯肉は歯の根元まで剥がれ落ち、ほとんどの歯は抜け落ちて、口のなかが腐るようだ」と書き記している。カルティエの最初の航海で彼とともにフランスに渡ったイロコイ族のドマガヤは、恐らくはイトスギ（*Thuya occidentalis*）と思われるカナダの針葉樹の樹皮と針葉から作った薬草茶の秘伝を伝えていた。乗組員たちはこれを飲用することで、たちまち健康を取り戻したのである。今日ではこの奇跡的な回復は薬草茶に高濃度で含まれるプロアントシアニジンよるもので、この物質がビタミンCの不足を補ったことが分かっている。

　プロアントシアニジンのがん予防に関する研究は始まったばかりであるが、現在までに得られた結果はその有望性を示している。実験室系では、ある種のがん細胞、とくに結腸から得られた細胞が、プロアントシアニジンの添加で増殖が抑制されることが認められている。これは、プロアントシアニジンには、がんの発達を予防する可能性があることを示唆する

ものである。また、いくつかの疫学調査は、このことと一致した結果を与えている。つまり、プロアントシアニジンを多量に摂取する人は、結腸がん、胃がん、前立腺がんになるリスクが低いのである。同時に、プロアントシアニジンが血管新生を通した新しい血管の形成を阻害する特性をもっていることも徐々に分かってきた。微小腫瘍の進展に必要な血管の形成が阻止されることで、腫瘍は潜在的な状態に保たれている可能性がある。また、プロアントシアニジンのなかにはエストロゲンの合成を阻害する物質もあり、ホルモン濃度が過剰になることで生じる弊害を緩和できる可能性も述べておくべきであろう。このような生物学的効果が生じる機構はまだよく分かっていないが、プロアントシアニジンはがん予防の観点から興味ある特性をもっていることは確かである。これらの化合物を多く含む食品、たとえばクランベリーやチョコレートを取り入れることは有益そのものということができる（第16章参照）。

　強力な抗血管新生作用か抗酸化力かにかかわらず、ベリーは抗がん作用をもつフィトケミカル化合物の重要な供給源であり、がん予防を目的とした食事では重要な地位を占めている。これらのおいしい果物を日々の食卓に取り入れるのは、みんな嬉しいに違いない！

要約

- ベリーは、抗がん作用をもつポリフェノール、すなわち、エラグ酸、アントシアニジン、そしてプロアントシアニジンの優れた供給源である。

- クランベリーは、ジュースよりも乾燥させたものを朝食のシリアルや乾燥させたフルーツミックスに加えたりするとよい。

- ブルーベリーや他のベリーは冷凍保存が可能で、ヨーグルト、アイスクリーム、デザートに加えることで1年中食べることができる。

第12章　オメガ3：つまるところ、体によい脂質を

何かが多いと、何かが足りない.

アラビアのことわざ

　近年、脂質[*16]は悪名を馳せている。しかし、トランス脂肪酸のように一部の脂質はこの否定的な評価に値するが、体の機能発現に必須の役割を果たしている脂質も存在している（図52）。言い換えると、脂質は量だけではなくその質にも

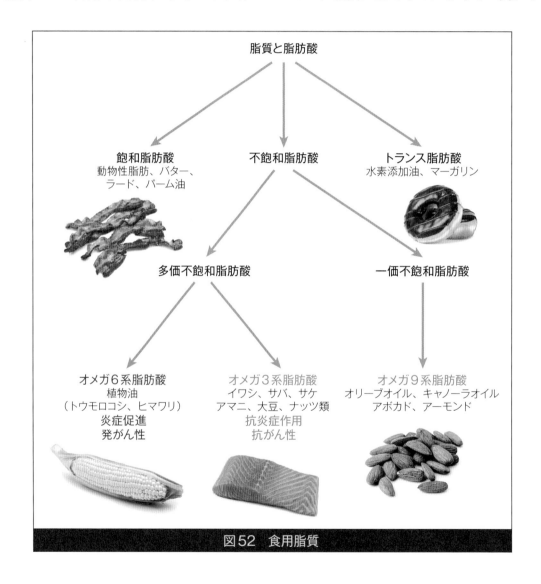

脂質と脂肪酸

飽和脂肪酸
動物性脂肪、バター、
ラード、パーム油

不飽和脂肪酸

トランス脂肪酸
水素添加油、マーガリン

多価不飽和脂肪酸

一価不飽和脂肪酸

オメガ6系脂肪酸
植物油
（トウモロコシ、ヒマワリ）
炎症促進
発がん性

オメガ3系脂肪酸
イワシ、サバ、サケ
アマニ、大豆、ナッツ類
抗炎症作用
抗がん性

オメガ9系脂肪酸
オリーブオイル、キャノーラオイル
アボカド、アーモンド

図52　食用脂質

---

*16［訳者注］食品中の脂質の主成分は中性脂肪（油脂ともいう）で、常温で液体の場合を油、固体の場合を脂肪という。また、脂肪酸は中性脂肪の構成成分である。そのため、脂質と脂肪酸はほぼ同義で用いられる。

焦点を絞るべきである。これは重要な概念である。というのも、欧米の食事では脂質が多いにもかかわらず、欧米人に最も不足している栄養素は、矛盾しているように思えるが、オメガ3[*17]といわれる必須脂肪酸であるので（囲み記事19、p.108）。

必須脂肪酸

多価不飽和脂肪酸（オメガ3、オメガ6）は、ヒト体内では合成できないので必須脂肪酸と呼ばれていて、食事から供給する必要がある。オメガ6脂肪酸に関しては、現代の食事での主な食材（肉類、卵、野菜、各種植物油）はこの脂肪酸を大量に含んでいて、そのなかで最も重要なリノール酸（LA）の供給源になっているので、この問題はさほど重要ではない。

一方で、オメガ3脂肪酸に関しては、自然界での存在量が少ないためより複雑な状況にある。この脂肪酸は、含まれる食材により2つに分けることができる。ひとつはリノレン酸（LNA）で、主にアマニやいくつかのナッツ（とくに、クルミ）に含まれている。もうひとつは、ドコサヘキサエン酸（DHA）やエイコサペンタエン酸（EPA）で、これらは青背魚（多脂魚）に含まれている（**表21**）。我々の細胞では、植物に含まれているLNAはDHAやEPAに変換されるが、この変換はヒトでは効率的とはいえない。とくに、今日における我々の食事のように、オメガ6脂肪酸が過剰に含まれていると、この変換効率が低下する。

表21　オメガ3脂肪酸を含む主な食品	
植物性食品	リノレン酸（LNA）含量（g/食）[*]
生クルミ	2.6
アマニ	2.2
クルミ油	1.4
キャノーラ油	1.3
ダイズ	0.44
豆腐	0.26
動物性食品	EPAあるいはDHA含量（g/食）[*]
イワシ	2.0
ニシン	2.0
サバ	1.8
サーモン（大西洋）	1.6
ニジマス	1.0

＊油類は大さじ1杯/15mL、ナッツ類は1オンス/30g、豆腐、豆、魚は3.5オンス/100gを1食当たりの用量とする。USDA Nutrient Data Laboratory（www.nal.usda.gov/fnic/foodcomp）およびtufts.edu/med/nutrition より。

最初の人類が食べていた食事のオメガ6とオメガ3脂肪酸の比率は、1：1に近かったと推定されているが、現在では20：1近くになっている。そしてこの比率は工業的に加工された食品を常食している人ではさらに高くなる。

LNAからEPAやDHAへの変換が生じにくいのは、この反応を触媒する酵素がオメガ6のLAをプロスタグランジンなどの炎症メディエーターへ変換する反応も触媒しているからである。つまり、食事からのLAの供給が多すぎると、これらの酵素は過剰のLAに埋もれてしま

---

*17 ［訳者注］不飽和脂肪酸はオメガ3（あるいはω3）系不飽和脂肪酸のように、末端からの二重結合の位置を示して区別する。ωの代わりにnを用いる場合もある。

囲み記事19
脂質の理解のために

脂肪酸の専門用語を理解するのは、正直なところ簡単ではない。ここでは、飽和脂肪酸、多価不飽和脂肪酸、トランス脂肪酸、それにオメガ3脂肪酸が実際にどういうものかを理解するための定義をいくつか紹介する。

脂肪酸は、長さの異なる鎖に例えることができる。また、この鎖は様々なパラメータによりその柔軟性（剛直性）が変化する（図53）。飽和脂肪酸は直線的な鎖で、それぞれの分子どうしが強く結びつき安定化する。飽和脂肪酸の割合が高いバターや動物性脂肪が室温や冷蔵庫内では固体であるのはそのためである。

多価不飽和脂肪酸はこれとは別の構造をもっている。鎖に硬い折れ曲がりがところどころに存在するのである。このため、分子どうしが硬く結びつくことがないので流動性が高い。植物油などが液体であるのはこの特性による。

一価不飽和脂肪酸は硬い折れ曲がりを一か所しかもたないので、飽和脂肪酸と多価不飽和脂肪酸の中間的な性質を示す。オリーブオイルは一価不飽和脂肪酸を多く含んでいるので、室温では液体であるが冷蔵庫に入れると固まるのはこのためである。

一方、脂肪酸の性質は変えることができる。多価不飽和脂肪酸に工業的な方法で水素添加を行うと、硬い折れ曲がりはなくなり鎖の構造が変化する。マーガリンがその例で、室温で固体になる。残念なことにこの反応は脂肪酸の構造に変化をもたらし、鎖の折れ曲がり方を変えてしまう。これが"トランス"脂肪酸とい

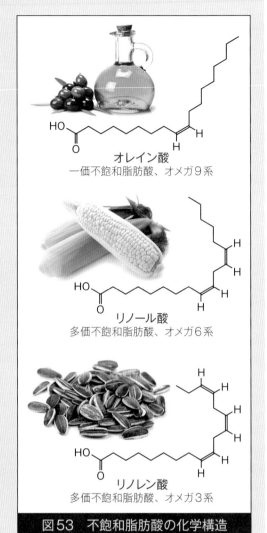

オレイン酸
一価不飽和脂肪酸、オメガ9系

リノール酸
多価不飽和脂肪酸、オメガ6系

リノレン酸
多価不飽和脂肪酸、オメガ3系

図53　不飽和脂肪酸の化学構造

われているもので、この物質は天然にはほとんど存在せず、細胞に障害を与える可能性がある。

"オメガ（ω）"という用語は、脂肪酸の鎖の最初の硬い折れ曲がりの位置を示すもので、近年よく使われるようになっている。この位置は、鎖の端からの番号で示される。したがって、オメガ3やオメガ6脂肪酸は、最初の硬い折れ曲がりが3番目あるいは6番目の位置に存在することを指している。一価不飽和脂肪酸

をオメガ9と呼んだりするのは、唯一の硬い折れ曲がりが9番目の位置に存在する

るからである。

い、濃度の低いLNAをみつけることができなくなる。オメガ6は体内で炎症メディエーターの産生に使用されるため、このようなオメガ6が過剰な状態は、心臓病やがんなどの慢性疾患の発症を促す可能性がある。これとは対照的に、オメガ3は抗炎症メディエーターの産生に不可欠の分子である（図54）。それゆえオメガ3の摂取量を増やしオメガ6を減ら

すことにより、心臓病やがんなどの炎症性疾患のリスクを減らすことが可能になる。

オメガ6脂肪酸の摂取を減らす良い方法のひとつに、脂質の主な供給源としてオリーブオイルを用いることがある（キャノーラ油も、オメガ6：オメガ3の比率が小さいので、選択肢のひとつである）。このような変更を行うと、健康にはさらに良い影響が生じる。最近の研究では、オリーブオイルは多くのポリフェノールを含んでいて、炎症反応を抑えがん細胞を死滅させたり、さらに、血管新生作用で生じる血管網の形成を妨げたりすることで、抗がん作用を示すことが知られている（囲み記事20、p.110）。

オメガ3の摂取を増やすには、実際にはアマニやナッツ類含めて、可能な限り多くの種類の野菜を摂ればよい。また、イワシ、サバ、サーモンなどはすでに高濃度のDHAやEPAを含んでいてすぐにでも細胞が使用できる状態にあるので、これらの青背魚を食べることでも実践することができる。

オメガ3脂肪酸の有益な効果

オメガ3脂肪酸は、我々の体の機能を正常に保つために必要な多くの役割を担っているので、その摂取量を増やすことが重要である。DHAとEPAは、胎児の脳や網膜の発達に絶対不可欠であり、神経インパルスを伝達することで細胞間の情報伝達に重要な役割を果たしている。その一方で、心臓細胞の細胞膜に存在す

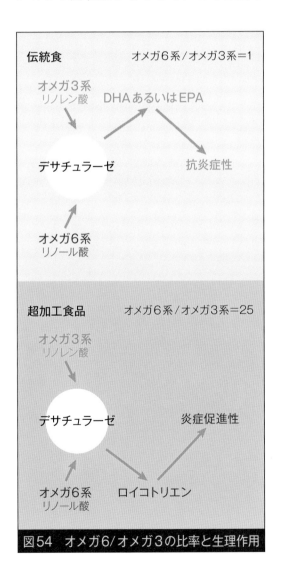

図54　オメガ6/オメガ3の比率と生理作用

がん細胞はオリーブオイルが嫌い

　地中海式ダイエットを実践している人々では、がんになるリスクが15％低下する。このリスクは、子宮がんや乳がんなどのいくつかのがんに対しては60％にも達する可能性もある。最近のいくつかの研究から、この予防効果の原因となる物質のなかでオリーブオイルに含まれる抗酸化力と抗炎症作用をもつフェノール性化合物の役割が最も大きいことが強調されている。たとえば、このオイルにはかなりの量（0.2 mg/mL）のオレオカンタールといわれる化合物が含まれている。この化合物はイブプロフェンと同程度の抗炎症活性をもっていて、この化合物と同じように結腸がんを予防すると思われる。オレオカンタールはまた、多種類のがん細胞を30分以内という非常に短時間のうちに死滅させることが可能である。これは、この化合物が細胞を“自己消化”に駆り立てる能力を有することによっている。我々の研究室で行った研究では、オリーブオイルに含まれる他のフェノール性化合物（ヒドロキシチロソール、タキシフォリン）が、腫瘍が血管新生を行うのに不可欠な受容体（VEGFR2）の活性を阻害し、これにより多くのがんの発生と成長を妨げる可能性があることを示している。これらの化合物のすべてが存在しているので、オリーブオイルは抗がん活性をもつ唯一の油脂とみなすことができる。

　バージンオイルやエクストラバージンオイルは、低温圧搾（27℃以下）でつくられ、子実のポリフェノールを含むため、これらを選ぶことが重要である。これらのポリフェノール化合物を確認するのは、実はとても簡単である。たとえば、オレオカンタールは咽頭にしかない受容体と相互作用を行うという変わった性質をもっているので、高品質のオリーブオイルはチクチクした感覚を引き起こす。このチクチク感が強ければ強いほど、オレオカンタールの含有量は大きくなり、オリーブオイルの抗がん作用も高くなると期待できる！

　ることで心拍を正常に保ち、塞栓症や突然死の前触れとなる不整脈の発生を防いでいる。

　しかしながら、オメガ3の最も重要な機能のひとつは、強力な抗炎症作用にある。いくつかの機構が働いていて、たとえば植物由来のオメガ3（リノレン酸）は、炎症メディエーターの合成に関わる酵素（COX-2）や、炎症を誘発する分子（IL-6、TNF）の合成を阻害する。動物由来のオメガ3（DHA、EPA）は、天然の抗炎症メディエーターで、免疫系が過剰に働き細胞に障害を与えるのを防ぐ。このような特性は、オメガ3脂肪酸を多く含む食事が体内で慢性炎症の状態が生じるのを防ぎ、炎症反応に依存した病気が発症するのを抑えることが可能であることを意味している。

　オメガ3脂肪酸を多く含む食事が健康に良いということを示す最初の証拠は、グリーンランドのイヌイット族に関するものである。彼らは脂肪が大変多い肉類

（アザラシ、クジラなど）を摂り、しかも野菜や果物が不足しているという状況にありながら、心血管系の病気の罹患がほとんどみられないのである。しかし、彼らが他国に移住するとこれらの病気に罹るようになることから、この理由が遺伝的要因によるものでないことは明らかである。つまり、彼らが、オメガ3脂肪酸が極端に多い魚介類を食べていたことが関係していると思われるのである。その後行われたいくつかの研究では、オメガ3含量の高い魚を食べることで、突然死の主な原因である不整脈のリスクを低下させ、心臓病を実際に防ぐことが確認されている。そのためアメリカ心臓協会のような心臓病に関する研究を行っている機関は、病気のリスクを減らすため、青背魚を一週間に少なくとも2回食べることを推奨している。

　また、植物由来のオメガ3も無視すべきではない。近年のいくつかの研究では、1週間に3皿のナッツを食べるだけで心疾患による死亡率が40〜60％低下し、がんによる死亡率も20〜40％低下することを示している。アマニもまたオメガ3の優れた供給源でLNAと植物エストロゲンが含まれているため、がんのリスク低減に働く可能性がある。アマニの種子は大さじ2杯だけで、オメガ3の推奨摂取量の140％以上にもなる！

● オメガ3とがん

　オメガ3が健康に良いというのは、心臓病だけに関するものだけではない。この脂肪酸ががん予防に有効であることを示唆する実験結果が徐々に増えている。たとえば、オメガ3を高濃度含む魚の摂

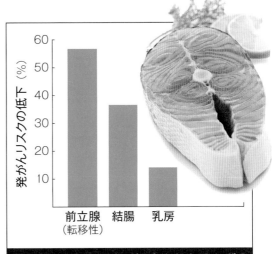

図55　前向き研究で観察されたオメガ3脂肪酸による発がんリスクの低減効果

取とがんとの関係を調べた多くの研究では、乳がん、結腸がん、前立腺がん（転移型）のリスクの低下（図55）のほかに、これらのがんからの生存率が高いことが示されている。検討の余地は残っているものの、子宮がんや肝臓がんのリスク低減も示唆されている。前立腺がんに対するオメガ3の有効性は、微小腫瘍の進行性がんへの進展を阻害することと関連がありそうである。研究によっては、死亡率が63％減少したというのもある。

　ナッツ類に含まれる植物性オメガ3にも抗がん活性がありそうなのは興味深い。たとえば、75,680人の女性を対象とした研究では、ナッツ類〔1オンス（28ｇ）〕を週に2回食べた人は、食べなかった人よりもすい臓がんになるリスクが35％低いことが示されている。

　オメガ3脂肪酸によるある種のがんの予防での有効性は、モデル動物ならびに単離した腫瘍細胞を用いた実験でも裏付けられている。たとえば、オメガ6脂肪酸はがんを誘発する因子として知られているが、実験用のラットの餌にオメガ3

脂肪酸を加えると逆の効果が示された。つまり、乳がん、結腸がん、すい臓がんなどの発生を抑制し、また、化学療法剤の効力を高めたのである。このようなオメガ3による予防効果は、免疫系にダメージを与えがんの発生を促す炎症メディエーターの産生を抑制していることと関連している可能性がある。さらに、アポトーシスによる細胞死を回避する機構を修正し、またがん細胞の増殖に必要な血管新生を防いだりするなど、直接的な効果も考えられている。したがって、脂肪分の多い魚のようにオメガ3の含量が高い食事をよく摂るようにすると、つまり、赤身肉などの飽和脂肪酸をオメガ3に替えると、健康に好影響を与えがんのリスクを減らすのに役立つ可能性がある。

　要するに、食事をオメガ3脂肪酸をより多く、オメガ6脂肪酸をより少なくなるように変更すると、がんに対する予防効果が生じてくることは確実といえる。朝食に挽きたてのアマニの種子を大さじ1杯シリアルに混ぜるのは、オメガ3の摂取を増やすのに簡単で効果的な方法である。しかし、挽いてから時間がたったアマニの種子は使用しないほうがよい。自宅で種子を挽くことで、必須脂肪酸の優れた特性を保持できる。

　これらの脂肪酸の最良の供給源は魚類なので、青背魚を1週間に2、3皿加えるとよいだろう。これらの魚はオメガ3だけでなくタンパク質、ビタミン、ミネラルを豊富に含んでいる。残念なことに、ある種の魚には微量の毒性物質が含まれていることがある。しかし、その量は少ないため、そのような物質による悪影響よりも魚によりもたらされる恩恵のほうがはるかに大きいことを忘れてはならない。しかし、もしもこれが気になるようならば、サメ、メカジキ、マグロなどの大型の肉食魚を週に1回以上食べるのは避けたほうがよい*18。オメガ3の良好な供給源となる魚（サーモン、イワシ、サバなど）には、有害物質はごく微量しか含まれていない。

---

*18 ［訳者注］一部の魚介類では水銀濃度が高い場合がある。この場合の魚の摂取に関しては厚生労働省のホームページ〔https://www.mhlw.go.jp/topics/bukyoku/iyaku/syoku-anzen/suigin/（最終確認日：2023年6月28日）〕を参照されたい。

要約

■ 現在、欧米諸国で最も不足している栄養素は、オメガ3多価不飽和脂肪酸である。

■ オメガ3脂肪酸は非常に不安定な特性をもつため、サプリメントしてではなく食品として摂取したほうがよい。

■ 青背魚を週に1、2回食べるのは、食事からのオメガ3脂肪酸を増やす簡単な方法である。同様に、挽いたばかりのアマニ種子を密閉容器に入れて冷蔵庫で保存したものを、朝食のシリアルに加えてもよいだろう。

第13章　トマト：がんが恥ずかしさで赤面する

トマトは人々が言うような果物ではないし、
人々が思ってほしいと願う野菜でもない.
その青臭い香りがもつ妖艶な魅力は、
食むと口中に広がる酸味とうそ甘さの揺らぎからきている.

ピエール・デプロージュ（1939〜1988年）

トマトの原産地は南米のおそらくはペルーで、そこでは今も野生種が自生している。このトマトは黄色で大きさは現在のチェリートマトくらいであるが、インカの人々はこれを食べなかった。一方で、中央アメリカのアステカ族はトマトゥル（tomatl）と呼んでいた果物の栽培を始めていた。この"まんまるの果実"は、トウガラシと混ぜ合わせ、今日サルサとして知られているものの原型であることは明らかである。

トマトは16世紀初頭にスペインがメキシコを侵略した時に発見され、最初にスペインで、そしてその後にはイタリアでも栽培されるようになった。1544年までには、人々はこのトマトが、強力な抗精神作用をもつベラドンナや毒性をもつマンドレイクに似ていると気づいていた。このためトマトは毒のある果物と信じ込まれていて、長い間北ヨーロッパでは観賞用の植物として栽培されてきた。その様子は、温室や東屋を覆ってきらびやかに立ち上がり、支柱にしっかりと固定され・・・、という具合である。その果実は食用には向かず、薬としてのみ使用され、触ったり臭いを嗅いだりして楽しんだ（オリヴィエ・ド・セール『農業の劇場』1600年）。イタリアのレシピ本にトマトが初めて登場したのは1692年で、トマト料理がヨーロッパに広まった

のはさらにその1世紀後のことである。アメリカ大陸の住民も、著名な人々、とくにトーマス・ジェファーソンがおいしそうに食べる様子を見ても、トマトを毎日の食事に取り入れるのを躊躇していた。一般的に食用に供されるようになったのは、19世紀の中ごろになってからである。今日では、トマトはビタミンとミネラルの主要な供給源のひとつと認識されている（囲み記事21、p.114）。

リコピン、トマトの抗がん特性の原動力

リコピンはカロテノイドに属する化合物である。カロテノイドは非常に多様なフィトケミカル化合物で、多くの野菜や果物が黄色、橙色、赤色などに呈色するもとになっている。ヒトはカロテノイドをつくることができないので、食事の野菜から摂取する必要がある。β-カロテンやβ-クリプトキサンチンは、成長に必須とされるビタミンAの前駆体になる。一方、他のカロテノイド類、すなわち、ルテイン、ゼアキサンチン、リコピンなどはビタミンAとは無関係で、他の役割をもっている。たとえば、ルテインやゼアキサンチンは青色光を非常に効率よく吸収するので、加齢黄斑変性症や白内障のリスクを低減し目を保護すると考えられている。リコピンの役割は、ま

113

囲み記事21

トマトは果物か野菜か、それとも毒か？

トマトは健康に害のある食べ物だという古い言い伝えをあざ笑うかもしれないが、むしろその慧眼に敬意を払うべきである。トマトは紛れもなくナス科の一員で、そのなかには非常に強力なアルカロイドを含むものが知られている。タバコ、ベラドンナ、マンドレイク、ダチュラなどがそうで、アルカロイドで死を招くこともある。トマトという植物体も、アルカロイドのひとつであるトマチンを含んでいる。しかし、そのほとんどは根や葉に局在していて、果実にはほとんど認められない。しかも、熟すると完全に消失する（ジャガイモ[*19]、ナス、ピーマンなどの食用のナス科の植物も同様である）。人々のトマトに対しての愛憎半ばする感情は、その学名に表現されている。それは、*Lycopersican esculentum* で、

「食用のオオカミの桃（edible wolf peach）」を意味していて、魔女がベラドンナやマンドレイクなどの幻覚作用のある植物を使って狼男をつくり出したというドイツの伝説に因んでいる。

最後に、トマトは果物でもあり野菜でもあると考えられていることについて述べておこう。植物学的には、花が受粉して生じるので果物（実際には漿果）である。しかし、園芸的にはカボチャと同じような耕作法と用途から野菜とみられている。経済的な観点からの分類もある。アメリカのビジネスマンが野菜の輸入にかかる税金を免除してもらうために、トマトは果物であるとの主張を行ったが、アメリカの連邦最高裁は1893年に、トマトは野菜と公式に認定している。

だよくわかっていないが、最近の研究からは、すべてのカロテノイドのなかでがん予防に最も効果がある可能性が示唆されている。

リコピンはトマトの赤色の原因物質であり、この野菜（果物）はその最も優れた供給源となっている。一般に、リコピンの摂取量の約85％をトマトを使った製品が担っていて、残りの15％は他の果物からきている（表22）。現在の栽培種のリコピン含量は野生の原種よりもかなり少ない（栽培種が $50\,\mu g/g$ に対して野生種は $200 \sim 250\,\mu g/g$）。この違いは、交配に用いた植物種の数が限られていた

ため、遺伝子の多様性が低かったためと考えられる。野生種がもつ遺伝子情報を導入することにより、リコピン濃度をがん予防に効果が生じる程度まで高めることが期待されている。

トマトを調理してつくった製品は、リコピン濃度がとくに高い。そして、重要なことに、熱で細胞を破壊することでこの分子が抽出されやすくなり、構造に変化（異性化）を生じることで体内に吸収されやすくなる。油はリコピンの吸収率を高めるので、トマトをオリーブオイルで調理するとリコピンの吸収量は最大になるだろう。最後に、レーガン大統領が

---

*19［訳者注］ジャガイモの塊茎は日光に当たるとアルカロイドを生成するので注意が必要である。

表22　リコピンを含む主な食品	
食品	リコピン含量 (mg/100 g)
トマトペースト	29.3
トマトピューレ	17.5
ケチャップ	17
トマトソース	15.9
濃縮トマトスープ	10.9
トマト缶	9.7
トマトジュース	9.3
グアバ	5.4
スイカ	4.8
トマト（生）	3
パパイヤ	2
ピンクグレープフルーツ	1.5

USDA Database for the Carotenoid Content of Selected Foods (1998) より.

1981年に学校給食の予算削減を正当化するために主張したのであるが、ケチャップは野菜であるというのは誤りである。また、リコピン濃度が高いからといってケチャップの重量の3分の2は砂糖であることは忘れてはならない。

　イタリア、スペイン、メキシコのようにトマトを大量に消費する国々では、北アメリカに比べて前立腺がんの発症率が低い。当然ながら、これらの統計はこの差が食事のトマトが何らかの機能を果たしていると証明するものではないが（アジアの人々はトマトをそれほど食べないが、この病気にはあまり罹らない）、それでもこのような結果は、前立腺がんと食事でのトマトの摂取との関係を確立しようと研究者を駆り立てた。それにより、多くの研究でトマトやトマト製品を大量に摂取する人は、前立腺がんの発症リスクが低いこと、とくに、最も浸潤性の高いタイプのがんで低いことが示唆されて

いる。たとえば、大規模な集団において、前立腺がんの発症リスクとトマトソースのようなリコピン含量の高い食品の消費との相関を調べた研究では、リコピンを多く含む食品を摂取すると発がんリスクが約35％減少することが示されている。この相関は、50歳前後の男性と比べて65歳以上のほうが強い傾向にあった。50歳前後で罹患するのは遺伝的な要因によると思われるので、リコピンは加齢に伴い発症する前立腺がんを抑制するのに効果があることが示唆された。

　リコピンが前立腺がんの発症を抑制するメカニズムはまだ分かっていない。類縁体のβ-カロテンと同様にリコピンは優れた抗酸化剤である。しかし、この特性が抗がん作用にどのように関わっているのかはまだ明確ではない。実際に、これまでに得られたデータからは、リコピンは組織の成長に関連した酵素の一部へ直接的に作用することで前立腺がんを阻害しているようにみえる。とくに、前立腺組織の過剰な生育をしばしば引き起こすホルモンのアンドロゲンからの信号を妨害したり、組織細胞の増殖を妨害したりするのかもしれない。体内に吸収されたリコピンは前立腺に蓄積する傾向があるため、がん細胞の過剰な増殖を妨げるには理想的な場所に局在している。一方、今までのトマトの抗がん作用に関する研究のほとんどは、前立腺がんについてのものであったが、この野菜（果物）が他のがん、とくに腎臓がんや乳がんの予防という幅広い役割を映じている可能性も示唆されている（図56）。実験動物の乳がん細胞で行った研究では、リコピンはこれらの細胞の増殖を阻害していた。こ

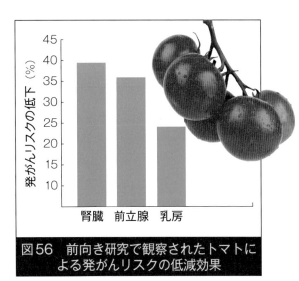

縦軸: 発がんリスクの低下（％）
横軸: 腎臓　前立腺　乳房

図56　前向き研究で観察されたトマトによる発がんリスクの低減効果

れはおそらく、性ホルモンやある種の増殖因子の作用を阻害することによると考えられる。

　興味深いことに、リコピンは皮膚にも蓄積される。そのため、紫外線により生じるフリーラジカルを消去することが可能である。これにより、肌の老化の遅延やメラノーマのリスク低減に役立つ。この効果は比較的長く続く。腰部の生検検体では、リコピンは摂取後4日で検出が可能であり、少なくとも1週間は皮膚に高濃度で存在していた。さらに、42日後でも存在していたのである！　これらの結果は、日常的なトマトペーストの摂取によるいくつかの研究ともよい一致を

示す。つまり、この摂取により、日焼けの効果的な防止とコラーゲン濃度の有意な上昇という、肌を健全に保つのに必要な現象が生じている。以上から、リコピンは多機能の抗がん作用のある分子であり、様々な種類のがんの発生を阻害できるものと推測することができる。トマトは食事を通してがんを予防する広範な戦略の一部になっていると考えるべきである。

　トマトを使った加工食品を摂ることは、前立腺がんに罹るリスクを低下させるのに有効である。しかし、今日までの研究結果では、リスクを有意に減少させるには、かなり多量のリコピンが必要になる。したがって、加工食品を選ぶには、リコピンの含量が高いだけでなく、体に最も容易に吸収される形になっていることも重要である。このことを考えると、トマトソースは理想的な食材である。それは、トマトがオリーブオイルで長時間煮込まれているので、吸収されやすくなったリコピンの濃度が高いからである。週に2回、このソースを使った料理を食べるだけで、前立腺がんの発症リスクを30％減らすことができる。このとき、ニンニクも忘れずに！

要約

■ トマトの赤い色の基になっているリコピンは、トマトの抗がん作用を支えるのに重要な化合物である。

■ しかし、トマトの抗がん作用は、トマトペーストで作ったソースのように、トマトが油とともに調理されることで最大限に発揮される。

第14章　柑橘類、それは香り立つ抗がん化合物

そこで、カットしたレモンの半球を皿の上にかざすと、黄金の宇宙があふれ出す、
奇跡の黄色いゴブレット…惑星の小さな閃光.

　　　　　パブロ・ネルーダ，"レモンへの頌歌" in *Elemental Odes*（1954年）

柑橘類はミカン属の植物で、レモン、オレンジ、グレープフルーツ、マンダリンなどの、酸味をもつ果物からなる。これらは植物学的にはヘスペリジア[*20]としても知られている。この名称は、妖精ヘスペリデスたちが守っている庭から黄金のリンゴを盗むことに成功した、ヘラクレスの11回目の難行に因んでいる。今日ではヘスペリジアという名称は香水類のなかで、柑橘類から得られた精油に使われている。

すべての柑橘類の原産地はアジア、とくにインドと中国である。栽培は少なくとも3,000年以上前には行われていた。そのため、柑橘類が西洋に出現したのは探検家たちがアジアに行き来するようになってからである。シトロン（*Citrus medica*）はアレキサンダー大王が紀元前4世紀に持ち帰ったもので、ビターオレンジ（和名、ダイダイ）は紀元元年にアラビア人がもたらしたものである。それからずっと後になるが、レモンは12世紀にスペインで、オレンジは15世紀にポルトガルで、そしてより最近になり、マンダリンが19世紀になってからプロヴァンス地方と北アフリカで栽培されるようになった。長い間エキゾチックな果物と考えられていた柑橘類は、ほとんどの国々で食事の一部になっている。そし

て、柑橘類は世界中で10億本栽培され、毎年1億トンの果実が生産されている（囲み記事22、p.118）。

柑橘類のフィトケミカル化合物

柑橘類は、ビタミンCが豊富なだけでなく、抗がん作用のある化合物を多く含んでいる。たとえば、1個のオレンジにはおよそ200種類の化合物が含まれていて、そのなかには60種類のポリフェノールのほかにテルペンといわれる芳香性の高い化合物が数種類含まれている。

柑橘類は、フラバノンといわれるポリフェノールを大量に含む唯一の植物である。この果物は古くから抗壊血病活性をもつと知られていて、これらの化合物はその活性を高めるのに関与している。このなかにヘスペリジンという化合物がある。この化合物は、血管の調子を整え、血管の透過性を低下させることで血管の健全性を保つ働きがあり、かつて"ビタミンP"といわれたことがある。炎症反応は血管の浸透性の増加で特徴づけられるため、柑橘類のポリフェノールが示す血管透過性の低下作用は、抗炎症作用とも捉えることができ、がんの予防に働く可能性がある。

[*20]［訳者注］原著では hesperidia でみかん状の果実を意味する。単数形は hesperidium。

主な柑橘類

●オレンジ（*Citrus sinensis*）

オレンジは中国を原産地としているが、その名称はサンスクリットで"象が好む果実"を意味するnagarungaが転じて、アラビア語でnarandjとなったのが語源のようである。スイートオレンジはポルトガル人が西洋に持ち込んだもので、彼らは栽培に成功しその普及に貢献した。クリストファー・コロンブスは、2回目の航海でオレンジの種子を持ち込み、この種子から北アメリカでのオレンジ栽培が始まった。ルイ14世はイチゴと同じくらいミカンを好物としていて、ベルサイユ宮殿にオレンジ栽培の温室（オランジェリー）を作るように命じた。オレンジは20世紀初頭では相変わらず高級食材と見なされていたが、第二次世界大戦以降には世界で最も普及した柑橘類となり、世界の柑橘類生産量の70％をも占めるようになっている。

●グレープフルーツ（*Citrus paradisi Macfadyen*）

我々が今日知っているグレープフルーツはオレンジを基にした交配でつくられた果物で、ポメロの一種である。実は、本当のグレープフルーツ（*C. grandis*）は、オランダ語のpompelmoesに由来している。これは、"大きなレモン"という意味で、この名称は17世紀にオランダ人がマレーシアから持ち帰った大きなナシ型の果実に対して名付けられた。ポメロとして販売されているのは実際にはグレープフルーツで、グレープフルーツと言っているのは、本当はポメロなのである！

●レモン（*Citrus limon*）

レモンはヒマラヤに近い中国かインドが原産地であろう。ヨーロッパには、12世紀にアラブ人により伝えられた。レモンをシトロンと混同してはならない。シトロンはアレキサンダー大王により地中海沿岸にもたらされた果物で、テオプラストス、デモクリトス、バージルの書物によると、解毒剤として頻繁に使用されていた。レモンは壊血病の治療に用いられたが、ヨーロッパの食習慣として定着するようになったのは15世紀になってからである。ライム（*Citrus aurantifolia*）は外見も料理での使用法もレモンに似ているが、これとは異なった植物種で、実をつけるにはレモンよりも熱帯に近い気候でなければならない。

●マンダリン（*Citrus reticula*）

マンダリンの名前は中国の高級官僚（mandarin）が着る官服の衣の色に由来しているのは明らかである。原産地は東南アジアで、2,500年前に栽培されるようになった。19世紀から地中海沿岸で栽培され、1902年にクレメンタインという交配種が開発されてからは広く知れ渡るようになった。今日では、マンダリン、タンジェリン、クレメンタインで、世界で生産される柑橘類の10％を占めている。

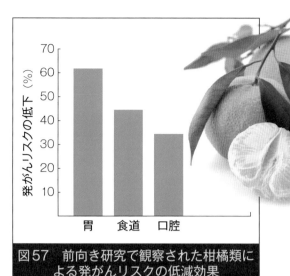

図57　前向き研究で観察された柑橘類による発がんリスクの低減効果

ることを改めて示している。

　以上の結果は、多くの点で実験室系での結果と一致している。そこでは、柑橘類の主成分であるポリフェノールとテルペンが、がんの発症の原因となる過程を妨害することのできる化合物としてしばしば同定されている。この機構はまだほとんど分かっていないが、柑橘類のフィトケミカル化合物ががん細胞に直接作用してその再生能力を低下させることを示したデータもいくつか存在する。しかし、柑橘類の主な抗がん作用のひとつは、発がん性物質の解毒システムを変化させることにありそうだ。これらの解毒システムに対して柑橘類が及ぼす作用は、ある種の薬剤の代謝にグレープフルーツジュースが大きな影響を与えることで明確に例示されている。実際に、不整脈を抑えるために使われる薬剤の薬効に対するアルコールの影響を調べる過程で、きわめて偶然に発見された機構でもある。アルコールの味を隠すためにグレープフルーツジュースを用いた場合、薬物の血中濃度が2倍になり、そのため強い副作用が生じたのである。同じような効果は、血中コレステロール濃度を下げるために使用されるスタチン系薬剤でも認められている。このような事実は、柑橘類が生体異物の代謝に関係した解毒システムを変化させていることを示している。現在では、このような効果は主にクマリン類化合物（ベルガモチンと6´,7´ージヒ

柑橘類の抗がん特性

　世界の様々な地域で行われた研究は、柑橘類の摂取とある種のがんに罹患するリスクとの関係を浮かび上がらせた。この関係はとくに消化管（口腔、食道、胃）のがんに関して、発がんリスクを35〜60％減少させるという説得力をもつものである（図57）。これに限らず、柑橘類は他のがんも標的にしているようである。40〜79歳の日本人42,470人の食生活の分析から、柑橘類を毎日食べる人はすい臓がんと前立腺がんに罹るリスクが38％減少していた。オレンジジュースを2歳になるまでに日常的に飲んでいた幼児は、その後の白血病に罹るリスクが低いという研究結果もいくつかある*21。これらの有望な結果は実証する必要があるだろう。しかし、食事の組成が、それが子供のときにおいてでも、ある種のがんの発症に影響を与える可能性があ

---

*21［訳者注］アメリカ小児科学会は、果汁は生後6か月未満の乳児に飲ませるべきではないと勧告している。〔*Pediatrics* 2001; **107**: 1210-13〕

ドロベルガモチン）が、肝臓で薬物代謝に関わっている酵素（CYP3A4）を阻害することによると理解されている。柑橘類に含まれる化合物がこのような反応を行うという事実は重要であり、さらに他の野菜や果物の抗がん作用を最大化するのに必須だということまでも証明しているのかもしれない。というのも、本書で紹介した食品中の抗がん化合物は薬物の代謝に用いられているのと同じ酵素系で変換されて体外へ排出されるからである。言い換えると、柑橘類に含まれるフィトケミカル化合物は、この解毒システムを阻害することでこの代謝を遅らせ、抗がん作用を有する物質の血中濃度を大幅に増加させる。その結果、これらの分子の効力をより強力にするのであろう。

まとめると、柑橘類はビタミンCの優れた供給源としてばかりでなく、非常に多くの抗がん性のフィトケミカル化合物をもつ食品と捉えるべきである。これらの果物に含まれる多くの化合物は、がん細胞に直接作用してその進展を妨げるだけでなく、抗炎症剤として、あるいは、多くの物質の吸収と排泄を調整することで有益な機能を担っている。柑橘類を毎日、可能であれば丸ごと摂ることは、がんを予防するための食事に"香り立つ新鮮さ"を加える、簡単で効果的な方法である。

要約

- 柑橘類はがん細胞への直接的な作用と食事中の他のフィトケミカル化合物の抗がん作用を高める能力をもつため、がん予防に欠かせない食品である。

- 柑橘類を摂取することは、これらの抗がん作用をもつ化合物を大量に摂ることを保証し、同時にいくつかのビタミンやミネラルの1日の必要量も満たすことができる。

- これらの果物は丸ごと摂取するのが望ましい。柑橘類のジュースには糖度が高く食物繊維が少ないものがあり、これらは血糖値の急激な上昇を招き、体重増加につながる可能性がある。

第15章　酒のなかに真理あり

適量のワインは死を遠ざけ、多量のワインは命を蝕む.

ペルシャのことわざ

　ブドウは世界で最も古く、そして広く普及している果物である。化石の分析から、野生のブドウは6,500万年前にはすでに存在していたことが示されている。気候変動も相まって2,500万年前までには地球上のほとんどの地域に広がり、アラスカやグリーンランドといった思いもよらない地域にも及んでいた。しかし、その後の氷河期にはその分布は限られるようになり、およそ1万年前には野生のブドウはカスピ海沿岸に集中していった。現在のジョージアとアルメニアである。

　ブドウは甘味が非常に強く発酵しやすい。人は野生のブドウの木が身近にあったため、その実から生じた最初の発酵飲料を見出し生産するようになったのであろう。この最初の"ワイン"の今までにない異常な味わいが、その後のブドウの栽培に取り組むきっかけになったかどうかは誰にも分からない。しかし、今日までに発見された栽培されたブドウの最古の種子の分析によると、栽培は古代（紀元前7000〜5000年）にまで遡る。コーカサスで始まり、メソポタミアまで南下して栽培された。そこでは、紀元前3500年ごろのワインで染みの付いたアンフォラ（つぼ）が発見されている。

　この初期のブドウ栽培は、その後エジプト人によってかなりの発展をみた。彼らはワインは冥府の神オシリスからの贈り物と信じていた。彼の地位はエジプト第3王朝（紀元前2686〜2613年）以降

の葬儀場を飾るフレスコ画から一目瞭然である。エジプトではワインを飲むのは高位の人に限られていて、ワインの生産はギリシャ帝国時代になるあたりまで地中海沿岸には大して広がらなかった。ギリシャ帝国時代になると、ワインはその重要性がギリシャ神話のなかの、ワインと酩酊の神ディオニュソスの崇拝で象徴されるように、人類の文化の一部となっている。その後ローマ帝国に征服されるとディオニュソスはバッカスに取って代わられ、ローマ人はイタリアだけでなくフランスとスペインの地中海沿岸でもワインの生産と取引を行った。これらの国々は、2,000年以上たった今でも依然としてワインの主要な輸出国である。

ワインによる健康への有益な効果

　お茶を除くと、ワインほど文明と密接に結びついた飲み物はない。興味深いことに、ワインは気分を高める特徴があるので祝賀や祭典には欠かせないが、健康に有益な効果をもたらす飲み物と常に考えられてきた。医学の祖ヒポクラテスはこのことを、「ワインは、健康なときも病気のときも、個人の適量に従って適切に飲めば、驚くほど人に適している」と記している。そして、彼はいくつかの病気の治療にワインを迷うことなく勧めた。ローマ帝国時代でも、ワインを治療薬とする考え方は依然として行き渡っていて、長老プリニウス（紀元前23〜79年）は、

前に述べた博物誌のなかで、「ワインはそれ自体が治療薬である。血液に栄養を与え、胃を軽快にし、悲しみや心配事を和らげる」と述べている。紀元前79年のヴェスヴィオス山の噴火により、プリニウスは命を落としワインの長所を称賛できなくなったが、このような考え方は中世では非常に重要視されていた。これ以降、ワインは医療行為に欠かせないものとなっている。イタリア、ナポリ近くのサレルノに10世紀に設立された最初の医学校の医学書には、「純粋なワインには多くの効力がある。・・・そして、頑健にしてくれる・・・少し飲むこと、ただし、良いものかどうかを確認すること」とある。このような推奨は、ヨーロッパで最大の医科大学として知られていたモンペリエ大学（1221年）では数世紀にわたり支持されていて、書物に記載されている薬の調合表の半分にはワインが含まれていた。

こうした古代の信念や用途は、実際の医学的知識というよりは直感に基づいているものなので、その後数世紀の時を経ると消滅してもよさそうに思えるかもしれないが、絶えるどころか、逆にヨーロッパ医学におけるワインの役割は19世紀まで増大し続けた。ルイ・パスツールは当時すでに名高い存在であったが、彼ですらワインを“最も健康的で衛生的な飲み物”と考えていた。

20世紀の終わりになってから初めて、ワインが健康に有益だという具体的な証拠が集まってきた。そのなかには、心臓病で死亡する割合に影響を与える因子の研究で、フランス人の死亡率が異常に低いことが挙げられる。心臓病に対する既知のリスク因子（高コレステロール、高血圧、喫煙）が同じレベルの国々と比べて、死亡率が異常に低かったのである。たとえば、脂質の摂取量はアメリカ人とイギリス人と同程度であるが、フランス人の心臓発作や早世の原因となる冠動脈の疾患は半分程度でしかなかった。フランスとアングロサクソンでの食事の主な違いは、フランスではワインの消費が比較的多いことから、この“フレンチパラドックス”は、ワインの消費、とくに赤ワインの消費が関係しているのではと考えられた。

赤ワインと死亡率

多くの研究から、毎日適度のアルコールを摂る人は、お酒を飲まない人や飲みすぎる人に比べて早世するリスクが低いことが示されている。アルコールによる欧米の人々の死亡率への影響に関する数百に上る疫学研究から、死亡率がアルコールに関して“J-カーブ”の形になることが示された（図58）。適度な量のアルコール（1日当たり、男性では2杯、女性では1杯〔1杯が4オンス（120 mL）〕を摂ると、すべての死因を含めた場合の死亡率は20％程度と有意に減少していた。しかし、この量を超えると死亡の危険性が高まり、これはとくに女性で顕著であった。

エタノールの有益な作用は、主に血中のHDL（高密度リポタンパク質）の増加によると思われる。これは善玉コレステロールともいわれている物質で、心臓病を予防するための鍵因子であるばかりでなく、血小板の凝集を抑制することで血栓が形成される可能性を低下させる。

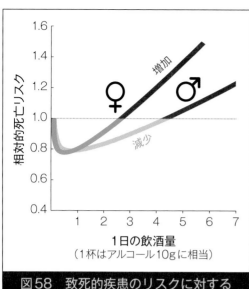

1.6
1.4
1.2
1.0
0.8
0.6
0.4

相対的死亡リスク

増加
減少
♀
♂

1　2　3　4　5　6　7
1日の飲酒量
（1杯はアルコール10gに相当）

**図58　致死的疾患のリスクに対する
アルコール摂取の影響**

逆に、アルコールの摂取量が多いと、細胞に障害を生じがんのリスクを明らかに上昇させる。図58に示すように死亡率が上昇したのはそのためである。したがって、アルコールは両刃の剣の格好の実例であり、その効力を最大限に発揮させたいなら賢く使う必要がある。

　適量を日常的に飲用した場合、赤ワインは他のアルコール飲料よりも有益である可能性を示した研究がいくつかある。たとえば、適量の赤ワインを飲む人は、ビールや蒸留酒を飲む人に比べて早世のリスクは3分の1である（10%に対して34%）。このことは、ワインに含まれる独特のフィトケミカル化合物、とくにポリフェノールのプラスの効果がアルコールによる影響を大きく上回るからであろう。さらに赤ワインからアルコールを除いても、血管の弾力性を高め、血液の抗酸化性を増加させ、LDL（低密度リポタンパク質）コレステロールの酸化を低下させる効果があることは興味深い。これ

らはすべて、心臓病のリスクを軽減することにつながっている。したがって、赤ワインに含まれる大量のポリフェノールがその適量の消費で生じる死亡率の低下に大きく関わっているものと考えられる。

赤ワインが、なぜ？

　アルコール飲料が心臓病のような重篤な病気の発症率を低下させることに意外性を感じるかもしれないが、赤ワインは単なるアルコール飲料ではないことを理解することが重要である。それどころか、おそらくワインは人間が口にするもののなかで、最も複雑な飲み物である。このような複雑さは、ブドウの発酵に長期間を要することが原因になっている。この過程では、果肉の化学組成と分子構造に大きな変化を生じ、特定の分子の抽出を容易にしている。その結果として赤ワインには数百もの異なる分子が存在するようになるのである。とくに、ポリフェノールは、34オンス（1L）当たり2gまでも含まれている（表23）。

　これらのポリフェノールは主に果皮と種子に存在しているので、ブドウの果実を丸ごと発酵してつくる赤ワインには、白ワインより多くのポリフェノールが抽出されてくる。因みに、白ワインは発酵過程で果皮と種子が速やかに取り除かれる。

　数百種類にも上る赤ワインのポリフェノールのうち、レスベラトロール（図59）が現在最も注目を集めている。というのも、この物質が適量の赤ワインの摂取が示す有益な効果の原因と考えられているからである。レスベラトロールは比較的存在量が少ないが（プロアントシ

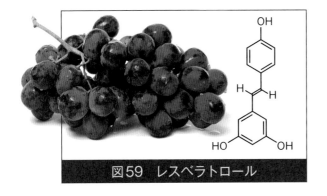

表23　ワインに含まれる主なフィト ケミカル化合物		
フィトケミカル化合物	平均濃度 (mg/L)*	
	赤ワイン	白ワイン
アントシアニジン	281	0
プロアントシアニジン	171	7.1
フラボノール	98	0
フェノール酸	375	210
レスベラトロール	3	0.3
合計	1,200	217

＊ワインのフィトケミカル化合物含量は変化
　が大きいので、現在入手可能な値の平均値
　を記す。
German and Walzem (2000) を改変.

図59　レスベラトロール

アニンの200mg/Lに対して、1〜7mg/
L)、ワインにしか含まれていないため
ワインの有益な効果に対して信憑性の
ある説明をすることができる。
　しかしながら、レスベラトロールに関
心が集まっているからといって、赤ワイ
ンに含まれる他の多くのポリフェノール
（アントシアニジン、プロアントシアニ
ジン、フェノール酸）が赤ワインの示す
有益な作用に関わっていないわけではな
い。それどころか、大いに貢献している
ことは第11章で示したとおりである。
しかしながら、レスベラトロールの抗が
ん作用に関する結果はあまりにも強烈で

あるため、近年大きな注目を集めている
のである。

レスベラトロール

　レスベラトロールは植物ホルモンの一
種で、1940年にバイケイソウ（*Veratrum
grandiflorum*；シュロソウ属の一種）の
根から単離された〔レスベラトロール
（resveratrol）の名は文字どおり、"物
体"を意味する"res"と Veratrum からつ
くられたもので、"Veratrumの物体"を
意味する〕。1976年になって、ようやく
ブドウの蔓にも存在することが見出され
た。ブドウの蔓におけるレスベラトロー
ルの産生は、環境ストレス（たとえば、
葉の間引き）やブドウに貴腐を生じる灰
色カビ病菌（*Botrytis cinerea*）などの微
生物による攻撃に対する防御反応のひと
つである。一般に、より温暖で雨の多い
地域で栽培されたブドウの品種は微生物
に攻撃されやすく、そのためより快適な
環境で生育した品種よりもレスベラト
ロールの濃度が高くなる。たとえば、ブ
ルゴーニュやナイアガラ渓谷でつくられ
るピノ・ノワールは、レスベラトロール
の濃度が高い（10mg/Lか、それ以上）。
これは、この品種の果皮が非常に薄く房
が密集しているため、多湿な地方での真
菌類からの攻撃に脆弱であることによる。
微生物による攻撃で植物がつくり出すレ
スベラトロールは、ほとんどが果皮と種
子に存在する。このことから、レスベラ
トロールが赤ワインに多く白ワインには
ほとんど含まれていないことが理解でき
る。
　すでに述べたとおり、レスベラトロー
ルがある程度多量に含まれる食材は限ら

表24　食品と飲料のレスベラトロール含量			
食品	レスベラトロール （μg/100 g）	飲料	レスベラトロール （μg/100 g）
ブドウ	1,500	赤ワイン	625
ピーナッツ	150	白ワイン	38
ピーナッツバター	50	グレープジュース	65
ブルーベリー	3	クランベリージュース	65
干しブドウ	0.01		

れている。赤ワインが間違いなく最適な供給源であり、その濃度はグラス1杯〔4オンス（125 mL）〕当たり1 mgにもなる。もちろん、ブドウの品種とワインの産地にもよるが（表24）。

　赤ワインにレスベラトロールが多く含まれるのは、発酵時間が長いためブドウの果皮と種子から抽出される度合いが大きいこと、ならびに瓶内に酸素が存在しないためこの化合物が酸化されるのを防いでいるからである。実は、これが干しブドウがポリフェノールを多く含むがレスベラトロールを含まない理由である。レスベラトロールは、空気と日光に曝されることで分解してしまう。

　レスベラトロールは、木に実っているブドウの果実にも当然大量に含まれる。しかし、果皮や種子に局在しているので体内への吸収はよくない。ピーナッツもこの化合物の良好な供給源になりうるようにみえるが、レスベラトロールを高濃度になるように摂取すると、有益というよりも有害になる危険性がある。クランベリージュースと同じようにグレープジュースには少しは含まれてはいるが、赤ワインの10分の1程度しかない。この違いは、ワインへの発酵ではブドウの果皮が長期間にわたり発酵液で浸軟されて

いることがその理由である。この過程で、果皮から大量のレスベラトロールが抽出される。さらに、レスベラトロールはアルコールを含む溶液にはより多く抽出されるので、赤ワインには高濃度含まれるようになる。熱プレスでつくったグレープジュースでも、同様に比較的高濃度のレスベラトロールが抽出されるので有用な供給源になりうる。とくに、子供では血液量が少ないのでレスベラトロールの濃度を上げるのに必要量が少なくて済む。その他にも、妊娠中の女性やアルコールを飲みたくない、あるいは飲めない人にも最適である。

　グレープジュースにはレスベラトロールの含有量が多くはないかもしれないが、この飲み物は大変健康的である。このジュースには高濃度のアントシアニジン、フェノール酸などの、がん予防活性や抗酸化活性をもつ物質が含まれている。グレープジュース（赤ワインや白ワインも同様に）には、高濃度のピセイドを含んでいる。これは、レスベラトロールにグルコースが結合した化合物で、腸内細菌叢の酵素でグルコースが分解され、大量のレスベラトロールが放出される可能性が高い。

　赤ワインによる心血管系疾患の発症率

に対する有益な効果は、レスベラトロールそれ自身だけで担っているとは必ずしも明確に確立されたわけではないが、この化合物が主要な役割を演じていると信じるに足る証拠がいくつか存在する。たとえば、レスベラトロールは、アジアの伝統医薬のコジョウコン（虎杖根）の有効成分として同定されている。これは、イタドリ（*Polygonum cuspidatum*）の根を粉砕して得られるもので、アジアでは数千年にわたり心臓、肝臓、血管の病気の治療に用いられてきた（欧米でサプリメントとして市販されているレスベラトロールは、これらの根からの抽出物であることが多い）。漢方では、シュロソウ属のある品種の根を高血圧の治療に用いていた。インドでは、アーユルヴェーダでも数千年にわたりブドウの木の抽出物からつくられたダラクシャサバ（darakchasava）という医薬品が心臓を強めるために使われてきた。ワインがヨーロッパと地中海の文化に広がっていたことを考えると、レスベラトロールの疾病に対する有効効果が東洋からまたしてももたらされたのは皮肉といえなくもない。

しかしながら、ワインがほとんど存在しない文化圏であるにもかかわらず、心臓や循環器系の疾患の治療にレスベラトロールの濃度が高い医薬品を見出したことは不思議なことである。この例は、以前に紹介した概念を如実に示している。つまり、病気の治療法を模索するなかでの人間の好奇心と創造力は過小評価すべきでないこと、ならびに伝統食や古くから伝わる治療薬を現代科学によって詳しく分析すると、健康に有益な分子を特定

することができるということをである。

レスベラトロールの抗がん作用

大量のアルコールを摂取すると、口腔、咽頭、食道、結腸、肝臓、乳房などのがんのリスクが増加する。このような悪影響はアルコールそのものによるとは限らず、むしろ代謝されて生じるアセトアルデヒドによっている。アセトアルデヒドは実際に反応性が高い分子で、細胞の遺伝物質に大きな損傷を与える。とくに、喫煙する飲酒者でそういえる。大酒家（1日当たりグラス6杯）で毎日タバコを1箱以上吸う人は、口腔、咽頭、食道の発がんリスクが40倍も高くなる。これは、それぞれの器官に作用するアセトアルデヒドの量が7倍と異常なほど上昇するからである。

しかし、この発がんリスクの上昇は、赤ワインの愛飲者ではさほど顕著ではなく、赤ワインはむしろある種のがんの発症を抑える働きがあるように思える。デンマークの研究では、適量の赤ワインの摂取は心臓病による死亡リスクを40%減少させるだけでなく、がんによる死亡率も22%減少させていて、この効果はビールや蒸留酒などのアルコール飲料の適量の摂取よりもはるかに優れていることを示している。また、赤ワインの適度な摂取は肺がんのリスクの有意な減少を生じるが、ビールや蒸留酒では逆にリスクが高まることも示されている。赤ワインの愛飲家では他のいくつかのがん（結腸がん、すい臓がん、食道がん）のリスクが低下するが、これらのがんは他のアルコール飲料を飲用する人では実際のところ増加している。100万人の女性を対

象にして行われた最近の研究では、飲酒はいくつかのタイプのがんのリスクを上昇させるが、その増加幅は適量の赤ワインを飲む女性でははるかに小さいことが示されている。すなわち、アルコール飲料を毎日1杯飲むだけで、口腔がんのリスクは38％、肝臓がんのリスクは31％増加するが、赤ワインではこの増加はほとんど認められない（図60）。また、赤ワインが優れている点が結腸がんにおいて示されている。つまり、一般に適度のアルコールの飲酒者ではこのがんの発症リスクが少し増加するが、赤ワインでは10％程度の減少が認められるのである。しかし、乳がんに関しては、より複雑な状況にある。リスクの増加を最小限に止めるには、1日1杯までとすることが必要である（p.145参照）。結局のところ、いくつかの研究で示されたように、赤ワインの摂取により死亡率が大幅に減少するのは、心臓病に対する顕著な予防効果からだけでなく、他の種類のアルコール飲料に比べて発がんリスクに対する有害な影響が少ないからと考えられる。赤ワインは、本当に他のものとは別の飲料である！

赤ワインの抗がん作用はまだ十分に解明されたというわけではないが、この作用が主に含まれているレスベラトロールによるという事実は疑う余地がない。実際のところ、今日までに調べられた抗がん活性を示す天然物由来の化合物すべてのなかで、レスベラトロールは最も強い関心を集めている化合物のひとつである。レスベラトロールは1996年に、腫瘍の進展を妨げることが可能な食品由来の化合物として最初に同定された。つまり、

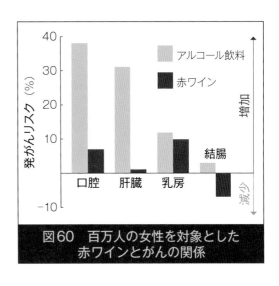

図60　百万人の女性を対象とした赤ワインとがんの関係

この化合物には、がんの発生に必要な三段階、つまりイニシエーション、プロモーション、プログレッションを阻害する能力を有するのである（第2章参照）。当然のことであるが、これらの結果からレスベラトロールが如何にしてこれらの過程に作用するかという研究に注目が集まった。現在までに得られた結果は、本当に期待どおりのものである。それは、レスベラトロールが実際に腫瘍の発生から進展までのいくつかの過程を遮る能力をもっていたからである。第9章で紹介したクルクミンと同様に、レスベラトロールは非常に強力な抗がん作用のある化合物である。その作用は、がん細胞の増殖を抑えるという観点からは合成医薬品と比べてもひけをとらない。

今日までに行われた研究によると、レスベラトロールは吸収効率が高く、血流に乗り細胞に作用することが示されている。レスベラトロールは素早く代謝され、レスベラトロールそのものの血中濃度は比較的速やかに低下してしまうが、最近のデータでは、この現象は抗がん作用に影響しないことが示唆されている。実際

には、レスベラトロールが代謝で形を変えた分子のひとつであるピセアタンノールが、白血病やメラノーマなどのがん細胞を死滅させるのに一段と優れているようである。これは、赤ワインを飲むことで容易に達成できる血中濃度で達成できる。さらに、レスベラトロールの非臨床試験では、乳がん、結腸がん、食道がんの発症の予防に有効な結果が得られている。この試験では、レスベラトロールは低量を経口で与えられていて、その血中濃度は0.1～2mol/Lと適量のワインを飲むことで達成できる濃度である。そのため、食事から取り入れられたレスベラトロールの有効性について、前向きに捉えることができる。

レスベラトロールは最高!

　現在、レスベラトロールの研究で最も注目を集めているもののひとつに、この物質の長寿への関わりがある。生物の寿命を延ばすには、カロリー摂取量を減らすことが最良の方法であることが古くから知られている。たとえば、ダイエットをしている実験用ラットは、好きなだけ餌を食べるラットよりも寿命が30％延びる。この効果は、サーチュインといわれる一連のタンパク質の活性化が関係しているように思われる。このタンパク質は、老化に伴い生じるDNAの損傷を修復することで、細胞の寿命を延ばしていると考えられている。さらに、食事に含まれるケルセチンおよびとくにレスベラトロールのような化合物がサーチュインの強力な活性化因子であり、この活性化により細胞の寿命が延びる可能性があるとの最近の報告は栄養学的観点から興味がもたれる。たとえば、酵母のような単細胞生物の培地にレスベラトロールを加えると、細胞の寿命が80％延びていた。酵母は通常は分裂を19回繰り返すが、レスベラトロールを加えると34回に増えたのである！　この傾向は、線虫やミバエのようなより"複雑な"生物においても認められている。レスベラトロールを加えた"食事"で飼育すると、線虫では15％、ミバエでは29％寿命が延びている。すなわち、レスベラトロールは細胞の修復機能を活性化し寿命を延ばしているように思えるし、これはある意味でカロリー制限と同じことかもしれない。しかし、レスベラトロールの長寿化効果には他の機構が働いている可能性もある。たとえば、レスベラトロールは、DNAを修復することで細胞を保護する役割を担ういくつかの遺伝子を活性化し、細胞寿命を延ばしている可能性が最近示されている。レスベラトロールによるこの活性化機構は、適量のワインの摂取で十分なくらい非常に少ない用量で生じるので、いくつかの生物でみられたレスベラトロールの添加で生じた寿命の延伸にも寄与しているのであろう。

　適量の赤ワインを飲用する集団でみられた死亡率の低下は、レスベラトロールにより生じた細胞寿命の延伸と関係があったのだろうか？　まだ誰もそうは言えない。しかし、ひとつだけ確かなことがある。それは、心血管系への有益な効果とがん発生の予防、これに加えて細胞寿命の延伸を考慮すると、レスベラトロールは人間の健康に最も有益な影響を与える食品由来の分子のひとつといえることである。

赤ワインをがん予防に寄与する食品リストに加えることは、アルコールの消費で生じる他の作用を軽視するものではない。むしろその逆である。赤ワインであろうとなかろうと、アルコールの飲みすぎは冠動脈疾患やがん発症のリスクという観点から有害である。交通事故から暴力的行動に至る様々な深刻な社会問題を引き起こすきっかけにもなる。

しかし、多くの科学研究は適量の赤ワイン摂取による様々な利点を裏付けている。レスベラトロールだけが赤ワインが関係した心血管系への好影響に関わる唯一の要因でないことは明白であるが、赤ワインはレスベラトロールの最良の供給源であることは間違いない。アルコール飲料を飲む人の大多数は適量を守っていて、それゆえがんや心血管系疾患などの慢性病の予防に赤ワインが大きな効果をもたらしていることは心にとどめておくべきである。言うまでもなく、赤ワインを飲むことは、リラックスした雰囲気のなかで質の高い食事を摂ることにつながっていて、これは我々の生活空間の至るところにあるストレスを軽減する。し

かし、赤ワインの消費が死亡率の低下と結びついている国々、とくに地中海沿岸の国々では、食事には野菜類、果実類、豆類やナッツ類が多く、オリーブオイルを主な脂質源としていて、肉類の摂取が控えめなことも忘れてはならない。したがって、赤ワインがこのような食事とともに供されるとき、その有益な効果は最大限になる可能性が高いのである。

見方を変えると、赤ワインは適量であってもがんの予防を保証するものではない。このような保証をするには、赤ワインの消費が、野菜類や果物類のような予防効果のある食事の十分な摂取を基にしたがん予防戦略全体の一部である必要があり、さらに、飽和脂肪酸の含量が低い食事や栄養価の低い甘い食べ物のような悪い食事の比率が低いことが前提となっている。このような食事では、WCRF（世界がん研究基金）が推奨するように4オンス（125mL）のワインを、男性なら1〜2杯、女性では1杯を毎日摂ることにより、がんや心血管系の疾病を予防すると考えられる。

要約

- ■赤ワインは、他のアルコール飲料とは異なり、健康に有益なフィトケミカル化合物を数多く含んでいる。

- ■赤ワインに含まれるレスベラトロールは、強力な抗がん作用があり、赤ワインによる特定のがんの発症を防ぐ有益な効果の要因と考えられている。

第16章　食べ物の多様な抗がん作用

生命と人類の宝は多様である.

エドガール・モラン，対談 人間の本性（2000年）

心臓病、糖尿病、がんなどの慢性疾患に取り組むすべての保健機関は、疾病の種類にかかわらず意見の一致をみている。それは、これらの病気の発症率や死亡率を減らすためには、野菜と果物を毎日食べることが必要不可欠だということをである。しかしながら、このようなコンセンサスがあるにもかかわらず、4分の1の人しかこの勧告に従っていない。野菜や果物の消費が世界では落ち込んでいる地域も実際にはあり、この植物性食品の欠乏は、よくあることではあるが、超加工食品の過剰な摂取を伴うととくに有害となる。つまり、カロリー過多により生じる代謝の不均衡は、炎症環境をつくり出し慢性疾患の発症を助長する。この有害作用は、抗酸化剤や抗炎症物質の貴重な供給源である植物性食品が不足すると、さらに酷くなる。そのため、野菜や果物の消費を増やすことは、がんを含めた慢性疾患の予防に取り組むときの必須の前提条件であることは明らかである。

これまでの各章で取り上げた食品は際立った抗がん特性をもっているので、がんを防ぐための食事には優先して取り入れるべきものであるが、これらだけが有益な植物性食品というわけではない。最近の研究では、がんの発達に必要ないくつかの過程を、程度は異なるものの、阻害するフィトケミカル化合物が見出されていて、このような化合物を含む食品を食することで、実際にがんのリスクを減らすのに役立つ可能性がある。

食物繊維は、我々の体内に棲む100兆個ものバクテリアを養っている

がんを防ぐために植物性食品の摂取量を増やす必要性を示す代表例に食物繊維がある。この繊維は主に豆類、穀物（全粒粉）、ナッツ、野菜や果物に含まれている。複雑な構造の炭水化物であり、体内の酵素では分解できないので腸では吸収されない。栄養価に欠けるということから当初は不要なものと考えられていたが、それどころか健康維持に必要不可欠であり、がんのリスク低減と関係づけられた物質のなかでは最初の食品成分ですらある。

食物繊維の抗がん作用については、1971年にイギリスの科学者デイビット・バーキットによって最初に示唆された。それは、彼が大量の食物繊維を摂取しているアフリカ農村部の住民の結腸がんの発症率が、食物繊維をほとんど摂らない欧米人に比べて数倍も低いことを発見したことに始まる。食物繊維によるこの予防効果は多くの研究で確認されていて、最近の研究では0.35オンス（10 g）ごとに大腸がんのリスクを約15%低下させることが示されている。しかし、この効果は腸管のがんに限ったことではなさそうである。食物繊維の常食は、肝がんや乳がんのリスク低下とも関連しているのである（図61）。

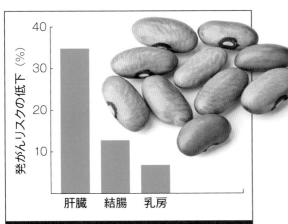

図61　前向き研究で観察された食物繊維による発がんリスクの低減効果

　食物繊維の発がんリスクに対する有益な作用は、大部分が腸内細菌による繊維の化学変換による。この巨大な細菌叢と呼ばれるものは、それ自体が器官としてみることができる。ひとつには、100兆個という天文学的な数の細胞を含んでいること（ヒトのもつ細胞の10倍にも達する）、さらにもうひとつには、我々の体の機能が調和をとるのに必要不可欠な活性をもつことからである。これらの腸内細菌による発酵で、食物繊維は分解されて短鎖脂肪酸（酢酸、プロピオン酸、酪酸）を生じる。これらの物質は免疫系に作用することで強力な抗炎症性作用を発揮し、抗がん作用を呈する。同時に、食物繊維の発酵で産生される乳酸は腸内環境を弱酸性側に傾かせる。多くの病原菌は中性域のpH環境を好むので、その増殖能が低下することで炎症反応と発がん物質の産生が抑制される。すなわち、食物繊維を常食すると、主として多様な善玉菌からなる細菌叢を形成し、抗炎症作用のある環境をつくり出すことでがん発症を抑制するのである。

　いくつかの研究は、細菌叢の組成の不均衡ががんリスクの増加と関連していることを示している。たとえば、結腸がん患者の腸内細菌を調べると、抗炎症性の脂肪酸（酪酸）を産生する細菌が減少し、その一方で炎症性物質を産生する細菌が有意に増加している。大腸腺腫や大腸がんの患者では、ある種の病原性細菌（*Fusobacterium*属）を多く含んでいる。これらが炎症性の微小空間をつくり出し、がんへの進展を導く。このような不均衡は、太り気味の人の肝臓がんの発症の要因になっているかもしれない。それは、これらの人々には、デオキシコール酸を産生する細菌が多く生息していて、この胆汁酸誘導体が肝細胞のDNAを攻撃し遺伝子の変異を生じるからである。最後に、最近の膨大な数の研究から、この細菌叢の破壊は多くの代謝系（肥満、糖尿病）、免疫系（アレルギー）、さらには神経系（不安症、自閉症）の疾患と関連していることが明らかにされている。つまり、健康を維持するには細菌叢との関わりがいかに重要であるのかを示している。

　欧米型の食事には食物繊維が非常に少なく〔推奨値が1〜1.5オンス（30〜40g）に対して0.5オンス（15g）〕、この不足が大腸がんの高い発症率につながっていることは明白である。脂質、肉類、単純糖質が多く、食物繊維が少ない欧米型の食生活を2週間続けるだけで、結腸ではがんの事前警告信号ともいえる細菌叢の変化と炎症の増加がすでに認められると報告されている。さらに、甘味料（アスパルテーム、スクラロース）と乳化剤（ポリソルベート80）も細菌叢のバランスを乱し、炎症性の条件の発生につながる

表25 食物繊維が多い食品の例			
	食品	摂取量	食物繊維の含量（g）
豆類	レンズマメ	1カップ	15.6
	クロマメ	1カップ	15
野菜と果物	アーティチョーク	1個（中）	10.3
	グリーンピース	1カップ	8.8
	ラズベリー	1カップ	8.0
	ブロッコリー	1カップ	5.5
	ナシ（皮付き）	1個（中）	5.5
穀物とパスタ	全粒粉スパゲッティ	1カップ	6.3
	フスマシリアル	3/4カップ	5.3
	全粒粉あるいは多粒粉のパン	1切れ	1.9
ナッツと種子	ヒマワリの種	1/4カップ	3.9
	アーモンド	1オンス（23粒）	3.5
	ピスタチオ	1オンス（49粒）	2.9

USDA National Nutrient Database for Standard Reference (2012)を改変.

ように思われる。これらの物質は食品工業界では広く使われていて、我々の食品では至るところに存在している。食物繊維がほとんどないところにこれらの合成された化合物の悪影響が重なると、大腸がんの進展に最適な条件が生じる。

とは言うものの、この問題には楽観視してよい理由も存在する。それは、細菌叢の変化は不可逆的なものではなく、植物性の食材を、とくに食物繊維の多い食材（**表25**）を食習慣に多く取り入れるだけで、善玉菌のレベルを回復させ炎症を抑えることができるからである。しかし、食物繊維を強化した加工食品には注意が必要である。これらの食品には通常1種類の食物繊維しか含まれておらず、植物性食品が本来もっている食物繊維には到底かなわない。植物性食品では水溶性と不溶性の食物繊維が多様性と複雑さを織りなし、バランスの取れた細菌叢を確立している。

キノコの魔法

キノコは極めて多様な生き物で、約10万種が存在する。このなかで少なくとも2,000種は食べることが可能であり、500種は、程度は様々であるが、人体の機能に何らかの影響を与えると認識されている。人類は自身の周りに豊富に存在するキノコを主要な栄養源として利用したはずであり、その栄養性、毒性、幻覚作用に関する現在の知識体系は、その際の試行錯誤で得た結果である。事実、キノコは多くの食文化の大部分で常に特別な地位を占めていた。時には、贅沢で高尚な高級食材として取り扱われていて、それゆえ富裕層や権力者にとくに珍重された。幸いなことに、これらのおいしいキノコを食べることは、もはや王様だけに許された特権ではなく、いくつかの品種は栽培化により1年を通して食べられるようになっている。ボタンマッシュ

ルーム、クレミニマッシュルーム、ポートベローマッシュルーム、オイスターマッシュルーム、あるいは様々なアジアのキノコ（シイタケ、エノキタケ、マイタケ、シメジ）のどれを選ぼうとも、これらのおいしい食品とそれらの繊細な特徴を、栄養価の高い食品としてまた慢性疾患の予防としても、幸運にも毎日楽しむことができる。

● キノコの抗がん作用

キノコは食べ物としてばかりでなく、アジアを中心とした多くの国々で伝統薬の重要な材料になっている。キノコの摂取とがん発症リスクとの間の関係についての疫学調査の結果は、がん予防の観点から期待を集めている。たとえば、日本（長野県）で行われた研究では、エノキタケの栽培を主な生業としている農業従事者（エノキタケを常食している）は、一般の人よりもがん関連の死亡率が40％低いことが明らかになっている。日本での別の研究では、シメジ（*Hypsizygus marmoreus*）とナメコ（*Pholiota nameko*）といった代表的な二種類のキノコを常食する人は、胃がんのリスクが約50％低下することが示されている。このような予防効果は、強力な発がん物質であるメチルコラントレンで処理した実験動物でも認められている。同様に、乳がんに対するキノコの影響を調べたい

くつかの研究結果を分析することで、0.35オンス（10g）のキノコを毎日食べると乳がんのリスクが20％減少することが示されている。これらの結果と同じ趣旨で行った研究で、我々は乳房腫瘍から単離したがん細胞にキノコの抽出物を加えるとその成長が止まることを最近発見した。この効果は、エノキタケとオイスターマッシュルームでとくに顕著であった。

多糖は特定の単糖を構成単位として複雑な構造をもつ重合体であり、いくつかの研究からキノコが示す抗がん作用は数多くの多糖類が関係していることが示されている。これらの多糖類は組成や構造が異なっていて、シイタケ、エノキタケ、マイタケを中心とした多くのアジアのキノコに大量に含まれている。

レンチナン（図62）はシイタケに含まれる多糖で、抗がん活性が比較的よく知られている物質である。胃がんあるいは結腸がん患者の化学療法でレンチナンを添加すると、化学療法だけの場合と比べて腫瘍が有意に縮退し生存期間の延長が認められる。つまり、この多糖は抗がん活性をもつことが示唆されている[22]。さらに、日本では現在、レンチナンと同様の多糖体製剤であるPSKが、化学療法と併用することで、胃がん、結腸がん、肺がんなどの治療に用いられている[23]。細胞傷害療法において、この抽出液を加

---

*22 〔訳者注〕「がん治療の進歩や新規抗がん剤の登場により、年々、本剤の役割が低下し、需要も減少した」、との理由で、2018年3月31日で販売が終了している。〔https://www.mixonline.jp/tabid55.html?artid=57644（最終確認日：2023年6月24日）〕

*23 〔訳者注〕「同剤の製造工程で必要になる装置の調達が難しく、将来的に生産が難しくなると見込まれることや、がん薬物療法が大きく変化したことで同剤の需要が減少しているため」、との理由で、現在販売が中止されている。〔https://www.mixonline.jp/tabid55.html?artid=55291（最終確認日：2023年6月24日）〕

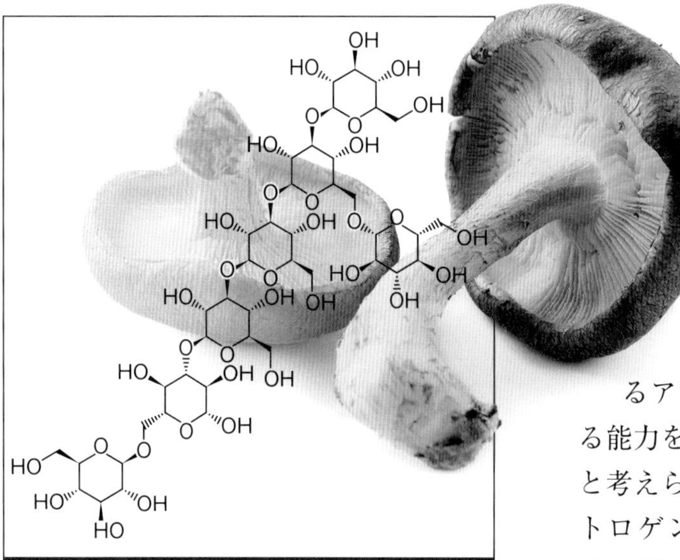

図62　レンチナン

えることで、寛解期にある患者の生存率の向上が図られている。

　キノコに含まれる多糖類の抗がん作用のメカニズムは非常に複雑ではあるが、これらの化合物は免疫系を賦活する作用があるということで意見が一致している。たとえば、多くの研究でシイタケのレンチナンやマイタケから単離された多糖が白血球の個数を大きく増加させ、免疫系におけるこれらの細胞の活性を高めることが示されている。これにより、化学療法の効果を高めていると思われる。つまり、これらのキノコに含まれる活性物質は免疫系を刺激して腫瘍の出現を制御し、腫瘍が成熟した段階に到達するのを防いでいるのであろう。

　食用キノコの抗がん活性や免疫賦活作用は、アジア産のキノコに限ったわけではない。たとえば、オイスターマッシュルームやボタンマッシュルームは、結腸がんをはじめとしたいくつかのがんの発育を遅らせるようである。これは、がん細胞を直接攻撃し、アポトーシスを誘導

することによると考えられる。同様に、ボタンマッシュルームもある種のがん、とくに乳がん細胞の増殖を阻止することが可能な化合物を含んでいる。この特性は女性ホルモンのエストロゲンの生成に重要な役割を担っているアロマターゼの酵素活性を阻害する能力を、このキノコがもっているからと考えられる。ほとんどの乳がんはエストロゲンに依存しているので、アロマターゼの活性を阻害することでエストロゲンの濃度低下につながり、そのためにがんの進展を防ぐのであろう。さらに興味深いことに、ボタンマッシュルームの抽出物を乳房腫瘍をもつ実験動物に投与すると、腫瘍の顕著な縮退が生じる。また、ボタンマッシュルームの予防効果は、卵巣がんについてもみられる。すなわち、1日当たり2g以上のボタンマッシュルームを食べている女性は、このがんに罹るリスクが32％減少していた。アジア産のキノコでは、これらのキノコの抽出物の投与は免疫抑制因子の低下につながるので、これらの有効な作用は免疫系の強化にあるように思われる。

　まとめると、キノコの抗がん作用に関して行われた研究は、主にキノコから単離された多糖類に焦点が当てられている。多糖類は化学療法の効果を上げ、患者の健康状態を改善することを意図した免疫調節物質としての役割を果たしている。肯定的な結果は、いくつかの症状の深刻さや治療の困難さに思いを巡らすと、非常に心強い。これらの結果を照らし合わせると、キノコががんの予防に重

要な役割を演じていることは疑いようもない。それには、免疫系を活性化することで、増殖しようとしているがん細胞への攻撃力を増強しているのであろう。

藻類―がんはその誘惑に負ける

およそ15億年前に地球上に誕生した藻類は、現在の陸上植物の祖先である。藻類は、太陽光のエネルギーを光合成を通して細胞機能に必要な物質に変換する最初の生物である。光合成は巨大なエネルギーの獲得を可能とする技術革新であり、地球の海岸には1万種以上の藻類が広がっている。

地球生態系にとっての必須の役割に加え、藻類は健康食品の理想的な代表例である。つまり、必須ミネラル（ヨウ素、カリウム、鉄、カルシウム）、タンパク質、必須アミノ酸（すべて）、ビタミン類と食物繊維に富んでいる。さらに、その脂質は必須脂肪酸であるオメガ3とオメガ6が1：1の割合で存在し、ノリのような藻類には青背魚と同様に長鎖のオメガ3脂肪酸さえも含まれている。藻類、つまりこれら“海藻”の栄養価の高さは他の食品とは比べようもなく、食品として優れたものである。ノリ、ワカメ、アラメ、ダルスは栄養学的にも食文化的にも真に高品質の食材である。

● 藻類の抗がん作用

アジアと欧米に住む人々の間でいくつかのがんの発症率が大きく異なるのは、これらの人々の食生活の違いが大きく関係していることはすでに述べたとおりである。藻類は、そのなかで最も顕著な違いのひとつであることは明白である。欧米では、藻類はスコットランドとアイルランドを除いてほとんど知られていないが、日本では毎日の食事の10％が藻類で占められる。1年間では1人当たり4.4ポンド（2kg）近くの量になるほどである。このため、日本人はポルフィラナーゼとアガラーゼという酵素を進化の過程で獲得した細菌を腸内細菌叢のなかにもっていることは驚くに当たらない。この酵素は藻類の多糖類、とくにすしの愛好家にとっては天からの贈り物のノリに含まれる多糖類の分解を容易にする。

日本人の女性は、世界で乳がんに罹患する割合が最も低い水準にある。いくつかの研究から、この予防効果は欧米の女性に比べて月経周期が長いこと、ならびに血中エストロゲン濃度が低いこととに関係していることが示唆されている。この二つの因子により、これらのホルモンによる標的組織（乳房、子宮内膜、卵巣）への作用を低下させ、その結果がん発症のリスクを減少させているのであろう。最近の研究では、乳がんにはダイズの植物エストロゲン以外に、海洋性藻類も関与している可能性が示されている。実験動物に藻類を与えると、月経周期が37％増加し血中エストロゲン濃度が有意に低下していたのである。人類についても同じような結果が得られている。すなわち、閉経前の女性に対して行われた研究では、月経周期の有意な増加と血中エストロゲン濃度の低下が示された。したがって、藻類はホルモン依存性のがんを予防するのに重要な食品であり、その抗エストロゲン活性が大量に藻類を摂取する人々でのこれらのがんの低い発症率の原因になっているようである。たとえば、

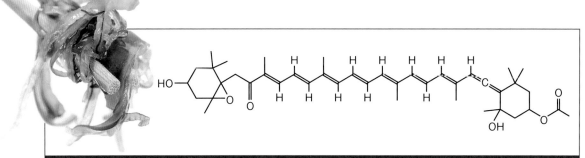

図63　フコキサンチン

興味深いことに、最近行われた研究では、ノリを最も多く食べている韓国人女性は、乳がんのリスクが56％少なかったと報告されている。いくつかの研究では大腸がんに対する予防効果が示されていて、藻類は数種類のタイプの腫瘍に有効な多機能の抗がん作用を有する食品であるかもしれない。

　最近の研究によると、藻類はまたがん細胞に直接に作用して、がんの発症を防ぐことを可能としている。事実、実験動物の餌に藻類の抽出物を加えると、発がん物質で誘導される乳がん、結腸がん、皮膚がんの発症を有意に抑制する。このような抗がん作用の基となるメカニズムは依然としてよく分かっていないが、藻類が高濃度に含んでいるフコキサンチンとフコイダン〔ギリシャ語の藻類を表すフコス（phukos）に由来している〕が大きく関係していることは間違いない。この2つの化合物は、がん細胞の増殖に必要ないくつかの段階を抑制する。

　フコイダンは複雑な糖の重合体で、主にコンブやワカメなどの藻類に豊富に含まれている。この物質は広範な種類のがん細胞の成長を阻害し、アポトーシスで細胞を死滅へと促す。この細胞毒性に加えてフコイダンは免疫機能に良い影響を与えているようである。つまり、病原体の防御を担っている細胞を増加させることで、微小腫瘍の生育には不適な環境をつくり上げ、その発達を阻止しているのである。

　フコキサンチン（図63）は黄色の色素で、植物が呈するオリーブグリーンから赤褐色までの色は、この物質の濃度の変化によっている。カロテノイド化合物（β-カロテン、リコピンなど）の類縁体のフコキサンチンは、天然に広く分布しているが、主に海藻に存在している。この物質は深海で日光を吸収する特殊な能力を有しており、光合成に関与している。食用に供されるカロテノイドとして今日までに調べられたなかで、フコキサンチンは最も高い抗がん活性を示すもののひとつである。これは、実験動物の場合でも、ヒト腫瘍から採取した細胞でもそうであった。たとえば、前立腺がんから採取した細胞にフコキサンチンを加えると、細胞の増殖が有意に低下している。この効果は古くから前立腺がんの発症を抑えるといわれている、トマトに含まれるカロテノイドのリコピンよりもはるかに強力なものである。藻類はフコキサンチンの唯一の食物源であるので、がん、とくに乳がんと前立腺がんを防ぐ食事では加えておくべきものである。

　結論として、海藻は単なる珍味として

ばかりでなく、実際にがんを防ぐ食品として考えるべきである。海藻は、潜在性の微小腫瘍に対して、その成長に直接作用すること、ならびに免疫系と炎症過程にプラスの影響を与えることで、その進展を抑制している。

ザクロ、がんと戦う新兵器

ザクロは中東（イラン、トルコ、カスピ海から南側）が原産地で、6,000年以上昔からすでに栽培されていた。この地域の人々にとって、ザクロは外見と独特の呈味、ならびに多くの薬効特性のため、特別の果物と考えられてきた。

ザクロは確かに珍しい果物（実際は大きなベリー）で、数百個の仮種皮を含んでいる。これは、甘酸っぱい半透明の果肉をもつ種子であり、きわめて大量のポリフェノールをもっている。まさに抗酸化剤の"爆発物"といえる。ポリフェノールは2種類あり、ひとつはアントシアニンでザクロに特徴的な赤色の原因となっている。もうひとつはプニカリン、プニカラジンやその他のエラグ酸誘導体の加水分解性タンニンである。

現在までに集まったデータは、驚くほど大量のポリフェノールを含むため、ザクロは強力な抗がん作用をもつに至ったことを示している。つまり、これらの化合物は、結腸がん、乳がん、前立腺がんから採取した細胞の増殖を阻害する能力をもっているのである。前立腺がんに関しては、前立腺に腫瘍をもつ実験動物にザクロジュースを与えると、腫瘍の増殖の大幅な低下とがん進行の指標であるPSA[24]の減少が生じたとの報告がある。このような防御効果は、手術や放射線治療を受けた前立腺患者を対象とした臨床試験でも観察されている[25]。つまり、通常は、これらの患者のPSA値は15か月で2倍になり、残存しているがん細胞の急激な増殖を反映しているが、8オンス（250 mL）のザクロジュースを毎日飲むとこの増大には54か月かかり進行が遅れていることを示している。興味深いことに、最近の臨床試験では、ザクロの抽出液にターメリック、緑茶、ブロッコリーを組み合わせると、前立腺がん患者のPSA値を劇的に低下させたと報告されている。臨床的に確認された前立腺がんに対して、ザクロは進行した段階であっても、がん細胞が完全な悪化状態に達していないときには非常に大きな抑制効果をもっていることが示されている。つまり、この病気の進展を初期の段階で遅らせる能力もっているのである。この点に関して、ザクロが数千年にわたり食事の一部となっている地域での前立腺がんの発症率が低いのは注目すべきことであろう。たとえば、カスピ海沿岸地域の国々（ウズベキスタン、トルクメニスタン、アゼルバイジャン）では、前立腺がんの発症率が世界で最も低く、欧米と比べて約50分の1しかない。

---

*24 ［訳者注］前立腺特異抗原（prostate-specific antigen）の略。
*25 ［訳者注］「心疾患、高血圧、高コレステロール血症、がん、糖尿病など様々な症状・疾患の予防および治療に対するザクロの効果は示されなかった」という意見もある。〔https://www.ejim.ncgg.go.jp/pro/overseas/c04/49.html（最終確認日：2023年6月29日）〕

モモ、がんと戦う密かな楽しみ

　モモ（*Prunus persica*）は、中国北西部のタリム盆地が原産地で、4,000年前から栽培されている。長寿と不老不死の象徴として、モモは中国の文化のなかで栄誉ある地位をいつも占めている。このことは、寓話や芸術作品に広く登場し、大切な人たちへの贈り物に飾られることからも知りうるであろう。モモに対するこの愛着は中国に限ったわけではない。モモの栽培は、アレキサンダー大王の遠征で急速に広がり、最初にペルシャ（現イラン）、その後にヨーロッパへと伝わった（それゆえ、学名にpersicaが残っている）。モモはローマ人にはあまり人気がなく、彼らはアプリコットのほうを好んだ（プリニウスにとっては、モモは香りが無く興味をひかない果物であった）。モモはフランスに渡り、15世紀になると大規模に栽培されるようになった。ルイ14世の庭師のラ・キンティーニは実際におよそ30種類モモの品種〔有名なテトン・デ・ヴィーナス（ヴィーナスの乳房）を含む〕の栽培に成功し、王のモモに対する情熱に応えた。これらのモモの品種のほとんどは、当時の果物栽培家による交配により生じたものであるが、ネクタクリンは綿毛状の果皮の形成に関与する遺伝子の突然変異で生じた品種である。

● モモの抗がん作用

　モモは、スモモ属の近縁種（プラム、アプリコット、サクランボ、アーモンド）やリンゴおよび西洋ナシなど他の果物と同様に、バラ科に属している。これ

表26　バラ科植物果実のクロロゲン酸含量

果物	クロロゲン酸含量 (mg/100 g)
リンゴ	119
洋ナシ	59
プラム	44
ネクタリン	28
ピーチ	24
アプリコット	17
サクランボ	12

特定の品種で測定された最高値を示す。
C. Andres-Lacueva他 (2009) を改変.

らは、見た目も味も非常に異なるが、クロロゲン酸やネオクロロゲン酸を中心としたヒドロキシ桂皮酸の誘導体の含量が高いという共通した特徴をもつ（表26）。そして、この種のポリフェノールがこれらの果物の抗がん作用に寄与しているようである。

　この抗がん作用は、47,000人の女性を対象とした研究において、リンゴと洋ナシの摂取が肺がんリスクを大まかに30％引き下げるということから明らかになった。同様に、490,802人のアメリカ人の食習慣の分析から、モモ、ネクタリン、洋ナシ、リンゴの消費量が多いと、頭頸部のがんのリスクが40％減少することが示されている。

　モモを食べることがとくに抗がん作用につながるという研究はほとんど行われていないが、予備的な結果は期待がもてる。たとえば、クロロゲン酸やネオクロロゲン酸を含むモモの抽出液は、乳がん細胞の成長を特異的に阻害するが、正常な細胞へは全く影響を及ぼさない。動物実験では、この抑制効果は腫瘍の増殖と転移の大幅な減少を反映していて、この

効果はモモ2個を食べることで到達できるポリフェノールの濃度で生じていた。これらの結果は、モモとネクタリンを日常的に摂取することで、乳がんの発症率を有意に減少させる（40%）という最近の結果とも一致している。したがって、現在の知見からすると、モモとネクタリンは、乳がんのリスクを減らしたいと考えている人の食事に加えるべき、価値ある果物であることは確実である。

少しのコーヒーはがんを予防するのか？

コーヒーの木は、伝説ではアビシニア（現 エチオピア）の羊飼いが発見したとされている。野生のコーヒーの木になった実を羊が食べたところ、体調が良くなったことに彼が気付いたことに端を発する。この逸話を検証することはできないが、コーヒーには刺激性が確かに存在する。コーヒーに含まれるカフェインは、非常に活性の強いアルカロイドで、速やかに脳に到達しドーパミンの濃度を高め神経活動を活発化させる。そのため、コーヒーを飲むと覚醒作用が一時的に強まるのである。世界中で年間に約12万トンのカフェインが消費されていて、最もありふれた精神活性物質になっている。この覚醒作用は人間がとくに重宝するもののようである。

コーヒー豆にはカフェインのほかに、人体に有益なフィトケミカル化合物が800種以上含まれている。これらを紹介すると、ジテルペンのカフェストールやカーウィールは発がん物質の除去を促進し、カフェ酸やクロロゲン酸は強力な抗酸化作用をもち、そしてその他にも有益

な効果が知られている広範な種類のポリフェノールがある。したがって、コーヒーは単なる刺激物ではなく、多くの生物学的活動を行う多様な種類のフィトケミカル化合物を含む非常に複雑な飲み物である。

● コーヒーの抗がん作用

現在、入手可能なデータからは、日常的なコーヒーの飲用はある種のがんのリスクの低減と関係があることが示されている。約60件に及ぶ疫学調査から、コーヒーを常飲する人は、全く飲まない、あるいは稀にしか飲まない人に比べて、がんに罹るリスクが約20%低い。この予防効果はいくつかの種類のがん（膀胱がん、口腔がん、結腸がん、食道がん、子宮がん、脳腫瘍、皮膚がん）について認められているが、とくによく知られているのは肝臓がんである。つまり、コーヒーを常飲する人は、肝臓がんに罹るリスクがおよそ40%低下するのである（図64）。別の研究では、1日に5杯以上とかなりの量のコーヒーを飲む女性は、1日に1杯かそれ以下しか飲まない女性に比べて、乳がんに罹るリスクが20%低くなると報告されている。コーヒーの予防効果は、ER−といわれるエストロゲンレセプターを介さない乳がんのサブタイプで顕著で、コーヒーの常飲者では57%のリスク減少が認められている。この結果は、ER−タイプの腫瘍が乳がんの約3分の1を占めていて、現在では治療が難しいため多くの死因となっていることから、関心がもたれている。コーヒーはホルモン依存性の乳がんの手術を受けタモキシフェンによる治療を受けている

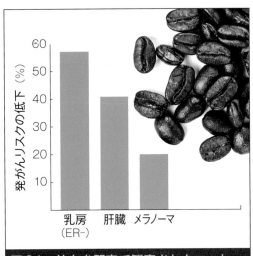

図64　前向き研究で観察されたコーヒー
　　　による発がんリスクの低減効果

女性の再発を大幅に減らすかもしれない。適度なコーヒーの常飲は、再発を50％程度減少させるようである。

カフェインによる覚醒作用は、適度なコーヒーの飲用（1日に2、3杯）で味わうことができる。これは、植物性食品に含まれる化合物の能力を最大限に発揮しながら、この穏やかな薬物に対する嗜好を満たす良い方法である。一方、カフェイン含量が高いエナジードリンクはコーヒーに替わるものにはなりえない。第一に、栄養学的観点からは全く内容がなく、第二に、過剰に摂取したときに多くの副次的作用を引き起こすからである。

チョコレート、それは神々の食べ物

カカオの木は少なくとも3,000年以上前にはメキシコのユカタン地方で栽培されていたようである。マヤ人、その後のトルテカ人、そしてとくにアステカ人は、カカオの豆に最も重きを置いていた。そのため、この豆は通貨として利用したり、苦くて辛い飲み物のショコアトルを作る

のに用いたりした。征服者エルナン・コルテスが1519年4月にメキシコの沿岸から上陸したとき、当時のアステカ王モンテスマ二世は彼を神として迎え入れ、金塊と農地・・・、そして、金が散りばめられたゴブレットに入ったチョコレートドリンクを差し出した。しかし、コルテスはチョコレートよりもアステカ文明の財宝に魅了され、この状況を最大限に利用して帝国の首都であるテノチティトラン（現在のメキシコシティ）を征服した。これはアステカ文明の終焉であり、またチョコレートの世界侵略の開始でもある。チョコレートはヨーロッパに着くや否や、神々しい呈味、魅惑する独特の力、食欲と情熱を呼び起こす食品としてその地位を固めていった。1753年、植物学者のリンネはカカオの木を、*Theobroma cacao*と命名することを提案した。文字どおり、"神々の食べ物"の意であり、反対はなかった！

● ダークチョコレートの有効性

ダークチョコレートに対する関心は、フィトケミカル化合物の含有量が高いことから生じている。1枚のダークチョコレートには、グラス2杯の赤ワイン、あるいは長時間浸した緑茶1杯と同じ程度のポリフェノールが含まれている（表27）。カカオに含まれるポリフェノールの主成分は、緑茶に大量に含まれているポリフェノール（カテキン）と同じである。これらの化合物からつくられる重合体のプロアントシアニジン（p.103参照）がカカオ豆の重量の12〜48％を占めている。これらの化合物が多くの生理作用と関連していることを考慮すると、チョ

表27　ポリフェノールが多い！	
食品	ポリフェノール (mg)*
ダークチョコレート (1.75オンス/50g)	300
緑茶	250
ココア（大さじ2/30ml）	200
赤ワイン (4オンス/125ml)	150
ミルクチョコレート	100

＊ポリフェノール含有量は、供給元や製造方法によって大きく異なる場合がある。

コレートは健康に有益な効果を示す可能性がある。

　ダークチョコレートが心血管系の疾患に好影響を与えることは、十分に立証されている。実際に疫学調査からは、0.18〜0.35オンス（5〜10g）の70%ダークチョコレートの常食は、心血管系の疾患による死亡率の50%という大幅な減少と関連している。この現象は明らかにカカオポリフェノールの心血管系に対する多くの有益な作用によると思われる。すなわち、一酸化窒素を産生し動脈血管の拡張を促進することで血圧の低下を引き起こす。また、血小板の凝集ならびに、ある種の炎症と関連した分子（C反応性タンパク質）の血中濃度を低下させ、血栓の形成を減少させる。そして、血液の抗酸化力を高めることにより、粥状プラーク形成の原因となるタンパク質の酸化を減少させる。このような心血管系への効果は脳への血液循環を向上させる。つまり、チョコレートを摂取することは記憶と認知機能の大幅な改善に寄与する可能性があり、このことは大変興味がもたれる。権威ある雑誌である、*New England Journal of Medicine* に発表された

論文で強調されているように、最もチョコレートを食べる国民は、ノーベル賞の受賞者を最も多く輩出している国民でもあるのは驚くべきことではない。

　ダークチョコレートにはポリフェノール含量が高いので、この食品ががんの予防にプラスの役割を果たすことが予想される。大量のフラボノイドを摂取している人は、いくつかのタイプのがん、とくに膀胱がん、卵巣がん、前立腺がん、肝臓がん、肺がんなどを発症するリスクが低いことが数年前から知られている。このような予防効果に対して、チョコレートに含まれるフラボノイドがどのように寄与しているのかについては、とくに研究は行われていないが、有益な機能があると思われる根拠は十分にある。たとえば、1.6オンス（45g）のチョコレートは860mgのポリフェノールを含んでいて、その摂取は酸化ストレスで生じる血球のDNAの損傷を減少させることが確認されている。これは、がん発症の引き金となる突然変異のリスクを低下させるものである。また、カカオペーストを用いた動物実験でも、同様の結果が得られている。すなわち、カカオペーストに含まれるポリフェノールは強力な抗がん作用や抗血管新生作用をもち、いくつかのタイプのがん、とくに結腸がんの発達を遅らせることができることが示されている。結腸がんの場合、この予防効果は炎症の減少と関連しているのかもしれない。それは、ポリフェノールの大半は結腸に到達し、腸内細菌によってフェノール酸と抗炎症作用をもつ

短鎖脂肪酸に変化するので。したがって、野菜や果物と同様にダークチョコレートを食生活に取り入れると、腸を適切に整え、その延長として大腸がんの予防に良い影響を与える可能性がある。

　ココア70％を含む0.7オンス（20g）のダークチョコレートを毎日食べると、貴重なポリフェノールを摂ることができ、心血管系の疾患やがんの予防に効果をもたらす。この予防効果は、ダークチョコレートを食べることは、抗がん作用のある化合物をもたず体重増加を招くだけの

砂糖の多い食べ物やお菓子類を減らすことにつながるのでさらに高くなる。言い換えると、砂糖は幸福感を与えるためその消費は現在では食習慣の一部になっているのは仕方がないとしても、常日頃食されている砂糖の多い食品をダークチョコレートに置き換えることは、がんのような生活習慣病の予防に大きな効果を発揮する可能性があるといえるのである。健康的な食事を摂ることは楽しくないという人はいるだろうか？

第3部
日々のがん予防

第17章　がんと戦う献立

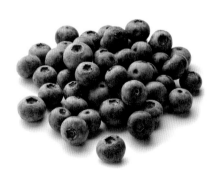

第17章　がんと戦う献立

国家の命運はその食事の様式に依存する.

ジャン–アンテルム・ブリゾ–サラヴァン,
味覚の生理学（1825年）

　欧米における食事の特徴は、過剰と不足の両極端の様式にある。砂糖、脂肪、赤肉が過剰で、これに反して野菜、果物、食物繊維が不足している。質の悪い食事（とくに、ジャンクフード）をできるだけ避けながら、これらの両極端の状態から摂取のバランスを取り戻すことだけが、がんのような慢性疾患の予防に有益な効果をもたらすことができる。世界がん研究基金、米国がん協会、カナダがん協会などの多くのがんの対策機構からの提言を基にして、発がんリスクに大きな影響を及ぼす、九つの大原則を導き出すことができる。

1. 禁煙

　がんの3分の1は喫煙が直接の原因となっているので、当然ながら禁煙はがんの予防に最も大きな効果を上げる生活習慣の改善策のひとつである。タバコは数多くの有害作用を呈する。たとえば、肺がんに罹るリスクを40倍高め、気道消化管系（口腔、咽頭）、すい臓、膀胱のがんのリスクを大幅に上昇させ、致命的な心血管系疾患のリスクも劇的に押し上げる。また、嗅覚や味覚の喪失や慢性的な倦怠感などの喫煙に伴う不快な作用もつきまとう。

　幸いなことに、我々の社会は喫煙を規制するのに大きな一歩を踏み出した。タバコの害に関する集中的なキャンペーン、公共の場での喫煙に対する法的な禁止令

の広がり、タバコ製品の価格の値上げ、これらのすべてが我々の社会での喫煙者の割合を減少させるのに直接的な効果をもたらした。今日では古くからの喫煙者ですら喫煙は有害であることを認識していて、彼らの多くがその習慣を改めたいと望んでいる。これらの人々は、禁煙に成功しなかったとしても、恥じたり気まずく感じたりすべきではない。ニコチンは自然界に存在する最も強力な薬物のひとつで、抗うには極めて強力な依存性をもっている。禁煙を試みようとしている人々には、依存性からの脱却を助けるために現在利用できるあらゆる手段（電子タバコ、ニコチンパッチ、禁煙補助薬）を勧めるしかない。禁煙は生活の質に影響を及ぼす最も大きな決断である。

2. 十分な運動

　運動は単に体の柔軟さや筋力を維持するための良い習慣というばかりではない。多くの研究は、日常的な身体活動がいくつかのがん、とくに結腸がんや乳がんのリスクを有意に減少させることを明確に示している。運動を行うということは、筋肉を使うことだけを意味するのではない。運動は一連の生化学的、生理学的反応を引き起こし、体内での慢性炎症を抑制する。すなわち、未熟なままのがん細胞が成長するのに必須の道具を奪うのである。定期的な運動は、がん予防に必須の正常な体重の維持にも役立つ。多くの

研究が示しているが、座りっぱなしの生活は結腸がん、乳がん、肺がん、子宮がんをはじめとするがんのリスクの増加に関係している。

日常的な運動は、がんに罹患したことのある人にはとくに重要である。多くの研究が、身体活動が最も盛んながんサバイバーは、そのなかで最も長生きをしていることを実際に示している。とくに、この効果は乳がんや結腸がんで顕著である。運動の効果を最大限得ようとして、オリンピック選手並みのフィットネスプログラムを始める必要はない。どの研究でも、たとえば週に3〜5時間程度の早歩きが、がんのリスクや再発を減らすのに最も関係していた。一番重要なことは、座りっぱなしは異常な行動であり、人間の代謝活動とは全く相容れないのを認識することである。つまり、運動不足が続くことは、可能な限り避けなければならないのである。がんは平静と静寂を好んでいる。習慣的な運動こそが、その発症を妨げると期待することができる。

3. 飲酒量の制限

少量の飲酒が心臓の健康を保つのに効果があるからといって、いくつかのタイプのがんを発症させることを忘れてはならない。アルコールは量が多いと毒性が強いのである。とくに、上部消化管（口腔、咽頭、食道）、肝臓、乳房のがんで著しい。この発がん性は喫煙者でとくに際立っている。彼らの口腔がんや食道がんのリスクは40〜60倍に跳ね上がり、禁煙が推奨されるもうひとつの大きな理由である。

アルコール飲料とがんのリスクとの関係は、乳がんに関してはさらに複雑である。どんな種類のアルコール飲料でも、たとえ適量（1日グラス1杯）であったとしても、10%程度のリスクの増加にかかわっている。このリスクの増加は適量の飲酒による心臓病のリスクの低下よりもはるかに小さいものである。しかし、それにもかかわらずこのようなリスクが存在するということは、女性にとっての飲酒はそれぞれの適量に応じた判断に委ねられている。飲酒をしようとする女性は、1日に1杯に限ることが不可欠である。これにより、アルコールの心血管系に対する有益な効果を最大限に発揮する一方で、乳がんの発症率を最小限に保つこと、あるいは乳がんを患った人では再発を最小限に抑えることが可能になる。赤ワインは選択肢に加えるべき飲み物である。これは、結腸がんをはじめとした、いくつかのタイプのがんに良い影響を与える。

4. 不必要な日光の回避

適度に（夏場では、5〜15分程度）の紫外線を浴びることは健康に良い。それは、紫外線により健康の維持に必要なビタミンDが生成されるからである。しかし、過度の日光浴は皮膚細胞のDNAに多くの遺伝子変異を引き起こし、がんのリスクを大幅に引き上げる。最も重要な対策は、何があっても日焼けを避けることである。日焼けを生じるようなときおりの過度な日光曝露は、メラノーマの主要なリスク因子である。このような日焼けが、幼少期や色白の人で生じると危険性が高まる。ほとんどの工業化が進んだ国々と同様に、カナダでは皮膚がんの発

症率がここ数十年の間で劇的に増加している。これは、いかに多くの人々が、異常な量の紫外線に曝される場面があるのかを示している。

したがって、日光曝露が15分以上続く場合には、日焼け止め指数（SPF）が少なくとも15の日焼け止めを使ったほうがよいだろう。色白で淡い色の目、金髪という場合は、SPFがもっと高いほうがよい。しかし、その効果やSPFが何であれ、日焼け止めは日光に当たり続けるのを保証しているのではないことに注意すべきである。長時間太陽のもとで過ごさなければならない人にとっては、UVA（紫外線A波）とUVB（紫外線B波）の両方の波長の光を遮蔽する日焼け止めが登場しているので、これらの製品を選ぶのが理にかなっている。また、注意すべき点として、日焼けマシーンは絶対に避けるべきである。非常に高いレベルのUVA光は喫煙と同等の発がん性があり、メラノーマの劇的な増加を引き起こすことが示されているからである。とくに、女性では顕著である。

5. 塩分摂取の制限

公衆衛生機関は1日のナトリウム摂取量を1.5〜2.4g、つまり食塩として3〜6gを推奨している。しかし、ほとんどの人は食塩を約10g（ナトリウムとして4g）と、もっと多い量を摂取している。そのため、200万人以上の人がナトリウムの過剰摂取が直接関係した心臓病で早死にしていると推定されている。

疫学調査では、塩分の過剰摂取は胃がんや上咽頭がんのリスクの増加と明白な相関があることが示されている。たとえ

ば、アジアの食文化では塩辛い食べ物（キムチ、味噌、漬物、ヌックマムなど）が広く用いられていて、アジアの国々に住む人はこれらの疾病に大いに悩まされてきた。同様の状況は、塩が歴史的に重要な役割を果たしてきた地域（マリ、チリ、ポルトガル）でもみられる。

我々の食事における塩分の75％以上は工業的に生産された食品からであり、全く無意識のうちに消費されている。人々が曝されているナトリウムは天文学的な量に上り、我々の生理機構が適応する量とは全く比べ物にならない。そのため、塩分摂取を削減する本当に効果的な唯一の方法は、調理済みの食品の摂取を控え、我々の周りにある過剰の塩分を我々から"引き離す"ために、できるだけ自分自身で調理をすることである。そして、料理に味付けをするのは塩だけではないということを、とくに覚えておく必要がある。数百種類のスパイスやハーブが世界中から集まっていて、これらのおいしい食材は我々の料理の幅を広げるだろう。これらの植物に由来する食材は、がん予防をはじめとして健康に有益な物質を大量に含んでいる場合が多いことは言うまでもない。

6. サプリメントからの脱却

欧米ではサプリメント信仰とでもいうべきものが蔓延していて、多くの人はオレンジを食べるよりもむしろビタミンCの錠剤を飲むほどである。しかし、野菜や果物がもつすべての健康特性を単一の分子に凝縮させることは、還元主義的であるばかりでなく全く非論理的でもある。これまで述べてきたような食品を用いた

簡単な食事でも、数千種のビタミン、ミネラル、フィトケミカル化合物、それに食物繊維を含んでいて、そのような基礎的な植物由来の食材を錠剤のなかのいくつかの分子に置き換えるのは明らかに現実的でない。さらに、数十の研究では、マルチビタミン、セレン、大量のビタミンCとE、あるいはβ-カロテンなどのサプリメントの摂取はがんのリスクを減少させないし、ある場合には（たとえば、β-カロテンあるいはビタミンE）死亡率の増加との明確な関連すら認められている。

　もしも、十分な植物性食品を摂らないがために、ビタミン、ミネラル、抗がん性化合物が不足するようならば、その解決法はサプリメントを用いるよりもむしろ食習慣を変えることにある。低品質の食事で生じる欠損を完全に修復できる魔法の錠剤は、現在もそしてこれからも存在しないであろう。好きなように食べて、サプリメントを飲めばよいというものではない。非常に特別な状況（妊娠や重度の栄養失調）を除いてサプリメントは推奨されるものではない。サプリメントは悪い食生活を後押しするだけで、がんの予防に役立つことはない。

　とは言うものの、例外のない法則はないものである。サプリメントの場合はビタミンDがこれに相当する。いくつかの研究が示唆するように、ビタミンDの欠乏はある種のがん、とくに結腸がん、乳がん、前立腺がん、それに非ホジキンリンパ腫の発症を誘発する可能性がある。そのため、ビタミンDの最適濃度を維持するのは重要である。しかしながら、食事から容易に摂取できるビタミンと異な

り、ビタミンDは自然界では極めて稀であり、主に皮膚を日光に曝すことで産生される。このような状況は地球の北側や南側に住む人々に対してある問題を提起する。秋から冬にかけて日照量が低下するので、十分量のビタミンDの濃度を維持するには、サプリメントを用いるしかないのである。このような理由から、カナダがん協会は秋と冬に1日当たり1,000IUのビタミンDを摂ることを推奨している。

7. 摂取カロリーの削減

　理想的な体重を維持するための現実的な唯一の方法は、高カロリーの超加工食品を排除し、進化の過程で代謝が適応した食事を摂ることである。つまり、野菜や果物、ならびに全粒穀物などの植物性食品を中心とした食生活を送ることである。主食と間食の両方に関して、調理された"工業的"な食品の購入は避けるべきである。これらの製品は砂糖、脂質、塩分が過多で、新鮮な食品と比べて栄養価が不足している。台所を使いこなすことにより、食事に含まれる食材の量と質をよりよく管理できるようになるだろう。さらに、バターをマーガリンに置き換えるのではなく、可能な限り脂質としてオリーブオイルを使用すべきである。健康に良い油脂としてばかりでなく、抗がん特性という有益さも兼ね備えている。

　つまるところ、摂取カロリーを減らす単純な方法は、ハンバーガー、ホットドッグ、フライドポテト、ポテトチップス、ソフトドリンクなどは、毎日の食事ではなく時たまのご褒美と考えることである。人間というものは、他の動物もそ

うであるが、脂肪分や糖分が多い食品に強く惹かれるものである。それらを食べると心の底からの満足感が得られ、病みつきになってしまう。この本能を完全に抑え込むのは現実的ではなさそうである。しかし、これらの食事は時折摂ることだけにすると、状況を改善することができる。そうすることで、カロリーの過剰摂取から生じる健康問題を避けながら、欲求を満たすこともできる。

8. 赤肉と食肉加工品の削減

赤肉（牛肉、ラム肉、豚肉）を大量に食べると結腸がんのリスクが高まるだけでなく、膨大な量のカロリーが脂質の形で供給されるので体重増加の原因にもなる。

肉を火で焼くと脂が流れ出し、これに火がつくと芳香族炭化水素といわれる有害物質が産生する。この物質は肉の表面に付着して、発がん性物質として作用する可能性がある。また、タンパク質を高温で調理することで、ヘテロサイクリックアミンといわれる別の発がん性物質が生じる。しかし、最近の研究ではレモン汁のような酸性の溶液に肉を漬け込むことで、この有害物質の産生が減少することが示唆されている。

食事は、鶏肉などの低脂肪肉や魚類（理想的にはオメガ3脂肪酸が豊富な）を使用して、時には他のタンパク質源（たとえば、豆類）に替えるとよいだろう。食べることは、必ずしも肉を食べる

ことを意味しているとは限らない！

とくに重要なのは、加工肉や亜硝酸塩などの保存料を含む食品、つまり、ベーコン、ソーセージ、サラミ、ハムの摂取を制限することである。いくつかの研究では、これらの製品が大腸がんのリスクと平均余命の短縮に関連していることが示されている。加工肉は実際に世界保健機関（WHO）でグループ1の発がん性として認定されていて、これは人間に対する発がん性が証明されたことを意味している[26]。いくつかの書籍やインターネットサイトには、加工肉を使用しない健康的なランチの優れたアイデアが示されていて、これらは献立に悩む人には参考になるだろう。肉類と加工肉の消費を減らす簡単な別の方法は、毎日の食事におけるそれらの役割を見直すことである。肉類は、おいしさを味わうには必ずしも最前面に出てくる必要はない。クスクスやアジアの炒め物は、魅力的でおいしいものの例である。

9. 多量の植物性食品の摂取

結論からいうと、これがまさしく本書の趣旨である。我々の社会におけるがんの発症率を減少させたいと願うなら、植物性食品の消費を増やさなければならない。野菜や果物の消費を増やすように目論んだプログラムが数年前から実施されてはいるものの、1日に5皿という推奨された最低量を遵守したのは、人口の4分の1に過ぎない。食された植物性食品

---

[26] ［訳者注］我が国においては加工肉の摂取量が低いため、このことは必ずしも当てはまらない。国立がん予防センターの研究では、「日本人の平均的な摂取の範囲であれば、大腸がんの発生に関して影響はないか、あったとしても小さい」と報告している。〔*Asia Pac J Clin Nutr* 2011; **20**(4): 603-12.〕

野菜や果物にまつわる都市伝説

誤解1 野菜や果物には、がんの原因となる農薬が含まれている。

誤り。野菜や果物に残存している農薬は痕跡量で、この量での発がん性との関連は証明されていない。一方、野菜や果物の消費は発がんリスクの減少に一貫して関連している。また、これらの食品の摂取を増やすことは、痕跡量の汚染物から想像される悪影響よりも数倍もの大きな利点があることは疑いようもない。これらの残存する農薬を除去する簡単な方法は、水でよく洗うか、有機野菜を選ぶことである。

誤解2 野菜や果物は、遺伝子操作でつくられたものであり、遺伝子組み換え作物（GMO）は健康を害する。

誤り。現在入手可能な野菜や果物の大半は、外部からの遺伝子が導入されていない自然界で選択された品種であるため、完全な自然食品である。遺伝子組み換え作物である一部の食品に関しては、がんとの関連を証明する研究はいまだに存在しない。遺伝子組み換えで生じるタンパク質はいずれにせよ消化で分解されるため、栄養素として取り込まれても実質的には影響を与えないので、それほど驚くべきことではない。遺伝子組み換え作物の問題は、取りも直さず環境に関するものである。最も大きい問題は、植物の多様性に悪影響を与えることである。これは深刻な問題であり、遺伝子組み換え作物に反対している人がもっている懸念を我々も共有している。

誤解3 "オーガニック"な野菜や果物だけが健康に良い。

誤り。野菜と果物の抗がん作用を証明した研究のすべては、一般的な栽培方法で得られた食品の摂取から得られたものである。したがって、"オーガニック"というラベルは、これらの食品が有効であるための前提条件ではない。野菜を無農薬で栽培すると、植物の防御系を刺激し、抗がん作用のあるフィトケミカル化合物が少しばかり多く含まれるかもしれないが、これらの化合物だけが健康にプラスの影響を与えると考えるのは早計である。"オーガニック"の野菜や果物を時たま食べるより、"普通"の野菜や果物を毎日大量に食べたほうがよい。それに、"オーガニック"の食品は一般に高価なため、毎日購入するわけにはいかない。

の種類はさほど多くなく、これらの食品のもつすべての恩恵を引き出すことができないのは当然である。このような懸念すべき状況に至ったのにはいくつか原因がある。とくに、植物由来の食品に対する、消費者の意欲をくじくようないくつかの誤解が挙げられる（囲み記事23）。

世界レベルでのがん予防戦略における野菜と果物の必須の役割を考慮すると、これらの食品に対するネガティブな認識を変えていくことは、現代社会におけるがんの発症率を大幅に減少させるための、必須の前提条件であることは明白である。

　繰り返しになるが、現代の欧米式の食

生活に典型的な、植物に由来する食品の不足とある種のがんの発症のリスクとの間には緊密な関係が存在している。そのため、我々の生活習慣を植物性食品を多く取り入れるように変更し、がんが手ごわい敵になる前にその発生点に押しとどめておかなければならない。

本書で取り上げた食品は、それ自身ががんの奇跡の薬ではないことを理解するのが重要である。この"奇跡の薬"という概念は我々の社会に広く浸透していて、この概念こそがんのような深刻な病気の発症に生活習慣が影響を及ぼすという事実を曇らせる原因になっている。それよりも、我々はがんに対してより現実的な方法で向き合い、そして現在の科学的、医学的知識の現状では、この病気はしばしば致命的であることを受け入れなければならない。その上で、我々は使えるすべての道具を駆使して、その出現と戦うためにできる限りの行動をとる必要がある。

我々はがんを恐れなければならない。それは、我々のエネルギーを無力化させたり、あるいは思考を妨害するような恐怖ではなく、この病気を最も撃退しそうな行動をとるように駆り立てる、"建設的"な恐怖でなければならない。部屋に火災報知機を取り付けることで火災への恐怖を抑えることができるのとちょうど同じように、我々はこの病気からできるだけ自身を守れるように我々の行動を変えることで、がんを恐れ、そして対処することができる。

これまでの各章で述べたように、がんに対する防御の取り組みは、植物性食品を摂取することにある。この場合、その食材は大量の抗がん作用をもつフィトケミカル化合物を含んでいて、いくつかの異なるタイプのがんのリスクを減少させる能力を有することが疫学調査で確認されたものでなければならない（表28）。植物由来の食品はすべて、ビタミン、ミネラル、食物繊維を含んでいるので健康に優れたものである。しかし、抗がん作用をもつ化合物の良好な供給源となる食品だけが、とくにがんのリスクを大幅に減らすことができる。キャベツ類やアリウム属、ダイズやトマトからつくられた食品、ベリーや柑橘類などの果物に、ターメリックなどのスパイス、それに赤ワイン、コーヒー、緑茶などの飲み物を加えて摂取することは、予防的化学療法のひとつの形態と考えることができる。そこでは、これらの食品に含まれる数千ものフィトケミカル化合物が微小腫瘍にとっては住み難い環境をつくり出し、それによりこの腫瘍を潜在的で無害な状態に保つのである。この食事の摂り方は、本書の至るところで説明した概念に基づいている。

多様性

異なった種類の抗がん化合物は、がんが進展していくのに関連したいくつかの過程を阻害することでこの病気の発症を防ぐことができる。しかし、それぞれの過程に対応した抗がん化合物をすべて含んだ食品は存在しない（表29）。それゆえ、広範な種類の食品を食習慣に取り入れることが重要になる。たとえば、アブラナ科やアリウム属の野菜を食べると、発がん性物質が体外へ排出されやすくなる。そのため、DNAが変異を受けにく

表28　がんと戦う食品の指針		
	食品	代表例
野菜	アブラナ科	ブロッコリー、キャベツ、カリフラワー、芽キャベツ、ケール、ラディッシュ、カブ、クレス、ルッコラ
	アリウム属	ニンニク、タマネギ、エシャロット、チャイブ、アスパラガス
	ダイズ	味噌、枝豆、豆腐、煎り豆
	トマト	トマトソース、トマトペースト
	キノコ	シイタケ、エノキタケ、ヒラタケ、ボタンマッシュルーム
	藻類	ノリ、ワカメ、アラメ
果物	ベリー	ブルーベリー、ラズベリー、ストロベリー、クランベリー、ブラックベリー、ザクロ
	柑橘類	オレンジ、グレープフルーツ
	バラ科	モモ、ネクタリン、プラム、リンゴ、西洋ナシ、サクランボ
高食物繊維食品	豆類	ダイズ、クロマメ、レンズ豆、エンドウ
	穀類・パスタ	全粒粉パンとパスタ、ライ麦パン、大麦、オーツ麦、ソバ、キビ
	ナッツ・種子	ヒマワリの種、アーモンド、ピスタチオ
良質な脂質	一価不飽和脂肪酸	バージンまたはエキストラバージンオリーブオイル、マカデミアナッツ、ヘーゼルナッツ、ペカン、アボカド
	オメガ3脂肪酸	背青魚魚（サーモン、イワシ、ニシン、サバ）、クルミ、アマニ、チアシード
シーズニング	スパイス	ターメリック、ペッパー、ジンジャー、クミン、唐辛子
	ハーブ	パセリ、タイム、オレガノ、ローズマリー
飲料	緑茶	
	コーヒー	

くなりがん細胞の出現が抑制される。同様に、緑茶、ベリー、ダイズの摂取は、微小腫瘍の成長に必要とされる新規の血管の形成を妨げ、微小腫瘍を潜在状態のまま止めおく。食品に含まれる化合物のなかには、がん形成の複数の段階に作用するものがあり、食品によるがん予防を最大化する。ブドウに含まれるレスベラトロールが好例で、発がんにおける3つの段階すべてに作用する。また、ダイズに含まれるゲニステインは、場合によっ

ては有害となる性ホルモンの作用を植物エストロゲンとして抑制するだけでなく、がん細胞の無制限な増殖に関与しているいくつかのタンパク質の活性化を強力に阻害する。がん細胞は成長に多くのトリックを使用するので、食事に含まれる抗がん化合物に多様性をもたせることが重要である。単一の過程だけを阻害する抗がん化合物がこの障害を乗り切る能力をもっていると考えるのは明らかに現実的でない。ダイズ、緑茶、ターメリック

表29　食事に含まれる抗がん化合物の主な作用過程

食品による効果	緑茶	ターメリック	ダイズ	アブラナ科の野菜	ニンニクとタマネギ	ブドウとベリー	柑橘類	トマト	オメガ3脂肪酸	ダークチョコレート
遺伝毒性の低減				●	●	●	●			
腫瘍細胞の増殖抑制	●	●	●	●	●	●	●	●	●	●
腫瘍死滅の誘導		●	●	●	●	●				
血管新生の阻害	●	●	●		●	●			●	
免疫系への影響		●							●	

が中心的な役割を担っていることを改めて強調しておこう。これらの食品は、紛れもなく西洋と東洋でのがん発症率のパターンの大きな差の一因となっている。

　分かりやすくするために、いくつかの穴が開いたバケツで水を運ぶ場合を考えてみよう。一部の穴を塞ぐだけでは、水が漏れるのを防ぐことはできない。すべての穴を塞がなくてはならないのである。同じことががんについてもいえる。複数の面から攻撃することでしか、がんが逃げ出して成熟するのを防ぐことは期待できないのである。

中庸と習慣

　前がん細胞のバランスを壊し細胞の増殖を防ぐには、これらのフィトケミカル化合物を習慣的に取り込むことが必要である。戦闘の継続というこの考え方は、非常に重要である。我々はみんな未成熟の腫瘍をもっている。がんが慢性疾患とみられているのは、この腫瘍を潜在状態に留め置くために絶え間ない対策を必要としているからである。このことは、が

んになるのを防ぎたいと望んでいる人と、この病気からのサバイバーの両方に当てはまる。食品に含まれる抗がん化合物は、我々の生活のなかで偶然に生じた微小腫瘍の進展を遅らせるのである。さらに、いくつかの研究では、これらの化合物は外科手術、放射線治療、化学療法では完全に除去できなかった微小腫瘍についても同様の効果を発揮することが示されている。

　がん予防において、食事がもつ必須の役割に気づいた人の何人かがとる最初の反応は、抗がん作用のある食品は摂取が多ければ多いほど効果も大きくなると考えることであろう。彼らはこの本に書かれているすべての食材を混ぜ合わせて、たとえばブレンダーを使い、そのまま食べたのでは到達できないような恐ろしいほどの量の野菜や果物を含んだ抗がん"カクテル"をつくろうと決心するかもしれない。しかし、このような極めて果敢な行動は現実的ではない。このような食事をある種の医療とする考えは、我々の食事との特別な関係を破壊へと導く。

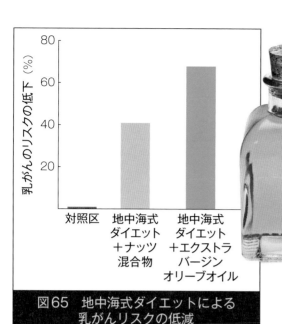

図65　地中海式ダイエットによる
乳がんリスクの低減

Toledo 他（2015）を改変.

我々の毎日の食事の本質を取り戻し、食生活の価値を再認識し、食事を栄養素を満たす活動としてだけではなく、幸福感を満たすために重要な役割を果たしているものと解釈することである。

地中海式ダイエットは、この概念を大変よく表している。これは、2003年からスペインで開始された心臓病に及ぼすこの効果を調べた臨床研究PREDIMED（PREvención con DIeta MEDiterránea）のことである。試験の参加者は無作為抽出で3つのグループに分けられた。つまり、①地中海食にエクストラバージンオリーブオイルを加えたもの、②地中海食にナッツ類を加えたもの、③心臓病協会が提案している低脂肪食、にである。この研究に参加した60〜80歳の女性4,152人の乳がんの発症率を調べた結果から、地中海式ダイエットを実践していると、発症率がかなり低くなることが分かった。つまり、低脂肪食と比べて地中海式ダイエットにナッツを加えると乳がんのリスクは40％減少し、エクストラバージンオリーブオイルを加えた場合には70％の減少が生じていた（図65）。無作為抽出は臨床研究で最も標準化されたものと考えられているので、観察された乳がんリスクの劇的な低下は、がん予防における食事の役割について、今日までで最も優れた証明のひとつになっている。

単調さゆえ食事を摂ることの楽しみがなくなり長くは続かないだろう。つまり、本書で述べた食品を膨大な量含んだ極端な食事を1週間に一度だけ摂り、それ以外はこれらの食品を無視しても意味がないのである。このような考え方は、大量のインスリンを注射すれば糖尿病患者の血糖値の問題は長期的に解決すると考えるのと同じように、がん予防の取り組みには何の役にも立たない。

中庸が健康な食生活の基本といわれているが、がん予防についても同じである。食事でがんを予防するのは、強力な抗がん活性をもつ多種類の植物を可能な限り含めるように食習慣を変えることでしか達成することのできない、絶え間ない地道な作業とみるべきである。このような変更を加えることは、決して過激でも極端でもない。どの研究でも週に2〜4回という適度な摂取で、がんのリスクの低減に関係していたのである。それは、

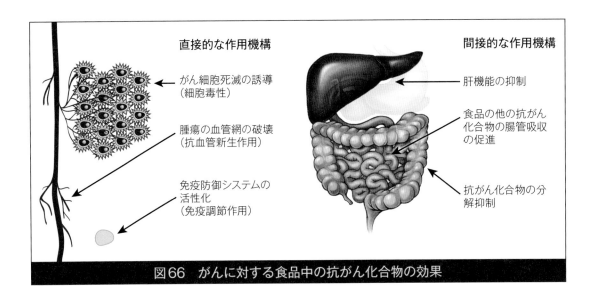

がん細胞死滅の誘導
（細胞毒性）

腫瘍の血管網の破壊
（抗血管新生作用）

免疫防御システムの
活性化
（免疫調節作用）

間接的な作用機構

肝機能の抑制

食品の他の抗がん
化合物の腸管吸収
の促進

抗がん化合物の分
解抑制

図66　がんに対する食品中の抗がん化合物の効果

有効性

　これまでみてきたように、食品に含ま
れる抗がん化合物には腫瘍に直接作用し
てその発達を抑制するものがある。これ
は、がん細胞の死滅を誘導すること、あ
るいは、より進んだ段階への進展を防ぐ
ことによって達成される。後者の場合、
たとえば新たな血管網の形成の阻害、あ
るいは生体の免疫防御の活性化をとおし
て行われる（図66）。

　一方、異なる抗がん化合物をもつ食品
をいくつか組み合わせると、腫瘍の成長
に関連した過程が複数標的になるほかに、
その作用がより効果的になる場合がある。
このような相乗効果により、実際に他の
化合物が共存すると抗がん作用がかなり
増大することがある。これは、血液中に
通常であれば少量しか存在してこない化
合物にとっては重要な特性である。たと
えば、クルクミンも、また緑茶に含まれ
るポリフェノールのEGCGも、少量しか
存在しない場合には、それぞれが単独で
がん細胞の死滅を誘導することはできな
い。しかし、この二つの物質を一緒に加
えると、アポトーシスによる細胞死とい
う非常に重要な応答が生じる（図67）。
このような直接的な相乗効果は、特定の
抗がん治療における治療効果をかなり高
めることができる。たとえば、我々の研
究室で行った研究では、低線量の放射線
を照射したがん細胞にクルクミンと
EGCGを加えると、目を見張るような効
果が得られる（図67）。

　相乗効果は間接的なメカニズムによる
場合が多い。たとえば、我々が毎日食べ
ている食品には、それ自身は抗がん作用
を示さない多種類の化合物が、他の抗が
ん化合物の血中濃度を高めることでがん
の予防に大きな影響を与えることがある。
このメカニズムは、抗がん化合物の排出
を遅らせたり、あるいはその吸収を増強
させたりすることによる（図66）。この
間接的な相乗効果の良い例のひとつに、
コショウに含まれるピペリンがクルクミ
ンの吸収を1,000倍以上高めるという特
性が挙げられる（図68）。これにより、
血中のクルクミンががん細胞を実際に攻

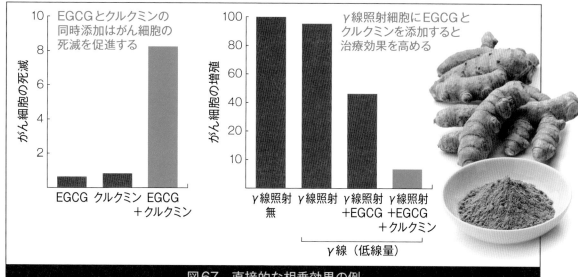

図67　直接的な相乗効果の例

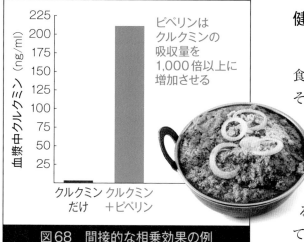

図68　間接的な相乗効果の例

健康のため食べ、そして楽しむ

　健康に有益なものを探求するあまり、食べる楽しみを犠牲にしてはならない。それどころか、がんの予防は、この楽しみの延長線上になければならない。この考え方が重要なのは、我々は充足感を感じる健康的な毎日の食事から本当の喜びが得られるに違いないからである。食事を通してがんを予防することは、ご馳走を準備しているように取り組むと楽しい活動になってくる。一番簡単な方法を推奨するとしたら、この本で述べた食材を使った様々な伝統料理の基本的なレシピが記された本をいくつか集めることである。すでに知られている方法を新たにつくり出す必要はない。中東の人々は少なくとも3,000年前から豆類を調理しており、この料理に関するノウハウを蓄積している。アジアの料理ではダイズを様々な形で利用できるし、これらの本でダイズを料理する最適な方法を見出すことができ

撃できると思われる濃度まで上昇させることが可能になる。我々の考えでは、このような相乗効果で生じる健康への利点を最大限に引き上げるには、バラエティに富む食事を摂る必要があり、さらに食品をサプリメントのなかの純粋な化合物に置き換えることは全くに理にかなっていないものである。

155

るだろう。多くの健康的な野菜類、とくに様々な種類のキャベツに関しては伝統的な調理法が系統的に使用されていることは論をまたない。地中海沿岸の人々や日本人は、魚介類の調理を芸術的なレベルにまで高めていて、この種の料理を作るときの必須の参考資料となる。同様にトマトの調理にはイタリア料理やスペイン料理が、また様々なカレーの調理にはインド料理が参考になる。

　これらのレシピは本書で取り上げた原則を用いながら、おいしい料理を作る絶好の機会を与える。健康な食事とは、取りも直さず食べることで本当の喜びが得られるものである。これが重要な点でもある。ほとんどの人にとって、食事というものは、満腹と空腹のくり返しのうんざりさせる何者かである。それとは対照的に、我々が提案するプログラムは、ご褒美と考えるのである。健康的でおいしい食材を用いた数千ものレシピが利用できること、市場に出回っている数百種類もの野菜や果物を含むように食事を常に変化させること、これは自己否定ではなく美食主義というものである。驚くほど多くの実践的な知識が世代を超えて受け継がれたのは、地上でかつて行われた最もすばらしい実験の結果である。また、我々自身の健康と喜びのために自然からの恵みを最大限に活用しようという、人類がもつ、限りない探求心を具現化した、お金では買えない承継品でもある。

結　論

　抗がん化合物の優れた供給源となる食品を我々の食事に取り入れるように改めることは、がんと戦うための我々が現在使うことのできる最良の武器のひとつになる。

　このような習慣の変更は、極端なものでも革命的なものでもない。日常生活における食品の重要な役割を単に取り戻すだけのことである。そのためには、食する食品が我々の幸福全般に及ぼす影響について、もっと注意を払うべきである。そして、このような改変を実際に試みると、大きな満足感を得ることができる。ひとつには、食事としての楽しみが挙げられる。もうひとつには、ニュートラシューティカルを毎日大量に取り入れるという自身の防御機構に積極的に加わっているという充実感によるものである。我々は豊かな食料資源の利用が認可された強大な特権をもっている。この食料資源を自分自身の空腹を満たすだけでなく、がんのような深刻な病気の発症率を減らすことに用いることは、この病気との戦いにおいて最も重要な進歩のひとつにな

るであろう。

　料理は人間の文化である。環境を探索し新しい食品を発見する我々の独創性の表現であり、我々の一貫した幸福探求の表れでもある。ほんの1世紀にわたる工業化がこの先祖伝来の財産を破壊してしまい、そうすることで人類が集積した知識を否定しその基本原理を消滅させたという考えに従うわけにはいかない。食事をとおしてがんを予防するというのは、つまるところ、文明が数千年にわたり育んできた食文化の本質を取り戻すことである。それは、数千世代にわたり人々に蓄積されてきた貴重な知識に敬意を払うことである。彼らは自分の子供たちに健康に良い食品を与えたいと願い、これらの食品がおいしくなる最善の調理法を探し求めたのである。それは、人類が成し遂げた偉業に敬意を払うことでもあり、これなしには我々は存在しえなかったであろう。食事をとおしてがんを予防することは、人間のまさに本質につながることである。

● 参考文献 ●

第1章

Siegel, R. *et al.* "Cancer statistics, 2014", *CA Cancer J Clin* 2014; 64: 9-29.

Lichtenstein, P. *et al.* "Environmental and heritable factors in the causation of cancer – analyses of cohorts of twins from Sweden, Denmark, and Finland", *N Engl J Med* 2000; 343: 78-85.

Greaves, M.F. "Leukemia in twins: lessons in natural history", *Blood* 2003; 102: 2321-33.

Sørensen, T.I. *et al.* "Genetic and environmental influences on premature death in adult adoptees", *N Engl J Med* 1988; 318: 727-32.

King, M.C. *et al.* "Breast and ovarian cancer risks due to inherited mutations in BRCA1 and BRCA2", *Science* 2003; 302: 643-6.

Nkondjock, A. *et al.* "Diet, lifestyle and BRCA-related breast cancer risk among French-Canadians", *Breast Cancer Res Treat* 2006; 98: 285-94.

Doll, R. and R. Peto. "The causes of cancer: Quantitative estimates of avoidable risks of cancer in the United States today", *J Natl Cancer Inst* 1981; 66: 1196-265.

Kuriki, K. and K. Tajima. "The increasing incidence of colorectal cancer and the preventive strategy in Japan", *Asian Pacific J Cancer Prev* 2006; 7: 495-501.

AACR Cancer Progress Report 2011, https://www.roswellpark. org/sites/default/files/node-files/asset/nid91575-2011-aacr-cpr-text-web.pdf.

World Cancer Research Fund/American Institute of Cancer Research, "Food, Nutrition, Physical Activity and the Prevention of Cancer: a Global Perspective", http://www.dietandcancerreport.org.

Platz, E.A. *et al.* "Proportion of colon cancer risk that might be preventable in a cohort of middle-aged US men", *Cancer Causes Control* 2000; 11: 579-88.

Cordain, L. *et al.* "Origins and evolution of the Western diet: health implications for the 21st century", *Am J Clin Nutr* 2005; 81: 341-54.

Weil, A. *Le guide essentiel de la diététique and de la santé*, Paris, J'ai lu, 2000, 414 pages.

Willett, W.C. *Eat, Drink and Be Healthy: The Harvard Medical School Guide to Healthy Eating*, New York, Free Press, 2001.

第2章

Weinberg, R.A. *One Renegade Cell: How Cancer Begins*, New York, Basic Books, 1998.

Weinstein, I.B. "The origins of human cancer: molecular mechanisms of carcinogenesis and their implications for cancer prevention and treatment – Twenty-seventh G.H.A. Clowes Memorial Award Lecture", *Cancer Res* 1988; 48: 4135-43.

Sonnenschein, C. and A.M. Soto. "The death of the cancer cell", *Cancer Res* 2011; 71: 4334-7.

Cho, K.R. and B. Vogelstein. "Genetic alterations in the adenoma-carcinoma sequence", *Cancer* 1992; 70 (Suppl): 1727-31.

Hanahan, D. and R.A. Weinberg. "The hallmarks of cancer", *Cell* 2000; 100: 57-70.

Greaves, M. "Darwinian medicine: a case for cancer", *Nature Rev Cancer* 2007; 7: 213-21.

Vogelstein, B. *et al.* "Cancer genome landscapes", *Science* 2013; 339: 1546-58.

Gottesman, M.M. "Mechanisms of cancer drug resistance", *Annu Rev Med* 2002; 53: 615-27.

Curtis, C. *et al.* "The genomic and transcriptomic architecture of 2,000 breast tumours reveals novel subgroups", *Nature* 2012; 486: 346-52.

de Bruin, E.C. *et al.* "Spatial and temporal diversity in genomic instability processes defines lung cancer evolution", *Science* 2014; 346: 251-6.

第3章

Bissell, M.J. and W.C. Hines. "Why don't we get more cancer? A proposed role of the microenvironment in restraining cancer progression", *Nat Med* 2011; 17: 320-9.

Folkman, J. "Angiogenesis in cancer, vascular, rheumatoid and other diseases", *Nature Med* 1995; 1: 27-31.

Tosetti, F. *et al.* "Angioprevention: angiogenesis is a common and key target for cancer chemopreventive agents", *FASEB J.* 2002; 16: 2-14.

Coussens, L.M. and Z. Werb. "Inflammation and cancer", *Nature* 2002; 420: 860-7.

Balkwill, F. and L.M. Coussens. "Cancer: an inflammatory link", *Nature* 2004; 431: 405-6.

Karin, M. "Nuclear factor-kappaB in cancer development and progression", *Nature* 2006; 441: 431-6.

De Visser, K.E. and L.M. Coussens. "The inflammatory tumor microenvironment and its impact on cancer development", *Contrib Microbiol* 2006; 13: 118-37.

Balkwill, F. *et al.* "Smoldering and polarized inflammation in the initiation and promotion of malignant disease", *Cancer Cell* 2005; 7: 211-7.

Finak, G. *et al.* "Stromal gene expression predicts clinical outcome in breast cancer", *Nat Med* 2008; 14: 518-27.

Kopelman, P.G. "Obesity as a medical problem", *Nature* 2000; 404: 635-43.

Hummasti, S. and G.S. Hotamisligil. "Endoplasmic reticulum stress and inflammation in obesity and diabetes", *Circ Res* 2010; 107: 579-91.

Calle, E.E. and R. Kaaks. "Overweight, obesity and cancer: epidemiological evidence and proposed mechanisms", *Nature Rev Cancer* 2004; 4: 579-91.

Khandekar, M.J. *et al.* "Molecular mechanisms of cancer development in obesity", *Nat Rev Cancer* 2011; 11: 886-95.

Williams, S.C.P. "Link between obesity and cancer", *Proc Natl Acad Sci USA* 2013; 110: 8753-4.

Arnold, M. *et al.* "Global burden of cancer attributable to high body-mass index in 2012: a population-based study", *Lancet Oncol* 2015; 16: 36-46.

Brown, L.M. *et al.* "Incidence of adenocarcinoma of the esophagus among white Americans by sex, stage, and age", *J Natl Cancer Inst* 2008; 100: 1184-7.

第4章

Ungar, P.S. and M.F. Teaford, dirs. *Human Diet: Its Origin and Evolution*, Westport (CT), Praeger, 2002, 192 pages.

Stahl, A.B. *et al.* "Hominid dietary selection before fire [and comments and reply]", *Current Anthropology* 1984; 25: 151-68.

Proches, S. *et al.* "Plant diversity in the human diet: Weak phylogenetic signal indicates breadth", *Bioscience* 2008; 58: 151-9.

Hardy, K. *et al.* "Neanderthal medics? Evidence for food, cooking, and medicinal plants entrapped in dental calculus", *Naturwissenschaften* 2012; 99: 617-26.

Cragg, G.M. and D.J. Newman. "Plants as a source of anti-cancer agents", *J Ethnopharmacol* 2005; 100: 72-9.

Corson, T.W. and C.M. Crews. "Molecular understanding and modern application of traditional medicines: triumphs and trials", *Cell* 2007; 130: 769-74.

Black, W.C. and H.G. Welch. "Advances in diagnostic imaging and overestimation of disease prevalence and the benefits of therapy", *N Engl J Med* 1993; 328: 1237-43.

Folkman, J. and R. Kalluri. "Cancer without disease", *Nature* 2004; 427: 787.

Nielsen, M. *et al.* "Breast cancer and atypia among young and middle-aged women: a study of 110 medicolegal autopsies", *Br J Cancer* 1987; 56: 814-9.

Sakr, W.A. *et al.* "The frequency of carcinoma and intraepithelial neoplasia of the prostate in young male patients", *J Urol* 1993; 150: 379-85.

Watanabe, M. *et al.* "Comparative studies of prostate cancer in Japan versus the United States. A review", *Urol Oncol* 2000; 5: 274-83.

London, S.J. *et al.* "Isothiocyanates, glutathione S-transferase M1 and T1 polymorphisms, and lung-cancer risk: a prospective study of men in Shangai, China", *Lancet* 2000; 356: 724-9.

Boivin, D. *et al.* "Antiproliferative and antioxidant activities of common vegetables: A comparative study", *Food Chem* 2009; 112: 374-80.

Boivin, D. *et al.* "Inhibition of cancer cell proliferation and suppression of TNF-induced activation of NFkappaB by edible berry juice", *Anticancer Res* 2007; 27: 937-48.

McCullough, M.L. and E.L. Giovannucci. "Diet and cancer prevention", *Oncogene* 2004; 23: 6349-64.

Key, T.J. *et al.* "The effect of diet on risk of cancer", *Lancet* 2002; 360: 861-8.

第5章

Manach, C. *et al.* "Polyphenols: food sources and bioavailability", *Am J Clin Nutr* 2004; 79: 727-47.

Bode, A.M. and Z. Dong. "Targeting signal transduction pathways by chemopreventive agents", *Mut Res* 2004; 555: 33-51.

Anand, P. *et al.* "Cancer is a preventable disease that requires major lifestyle changes", *Pharm Res* 2008; 25: 2097-116.

The ATBC Study Group. "The effect of vitamin E and beta-carotene on the incidence of lung cancer and other cancers in male smokers", *N Engl J Med* 1994; 330: 1029-35.

Miller, E.R. *et al.* "High-dosage vitamin E supplementation may increase all-cause mortality", *Ann Intern Med* 2005; 142: 37-46.

Klein, E.A. *et al.* "Vitamin E and the risk of prostate cancer: the Selenium and Vitamin E Cancer Prevention Trial (SELECT)", *JAMA* 2011; 306: 1549-56.

Kristal, A.R. *et al.* "Baseline selenium status and effects of selenium and vitamin E supplementation on prostate cancer risk", *J Natl Cancer Inst* 2014; 106: djt456.

Mithöfer, A. and W. Boland. "Plant defense against herbivores: chemical aspects", *Annu Rev Plant Biol* 2012; 63: 431-50.

Hare, J.D. "Ecological role of volatiles produced by plants in response to damage by herbivorous insects", *Annu Rev Entomol* 2011; 56: 161-80.

Hughes, S. "Antelope activate the acacia's alarm system", *New Scientist* 1990; 1736: 19.

Béliveau, R. and D. Gingras. "Role of nutrition in preventing cancer", *Can Fam Physician* 2007; 53: 1905-11.

Cho, I. and M.J. Blaser. "The human microbiome: at the interface of health and disease", *Nat Rev Genet* 2012; 13: 260-70.

Smith, P.M. *et al.* "The microbial metabolites, short-chain fatty acids, regulate colonic Treg cell homeostasis", *Science* 2013; 341: 569-73.

Roopchand, D.E. *et al.* "Dietary polyphenols promote growth of the gut bacterium Akkermansia muciniphila and attenuate high fat diet-induced metabolic syndrome", *Diabetes* 2015 Apr 6. pii: db141916.

Drewnowski, A. and C. Gomez-Carneros. "Bitter taste, phytonutrients, and the consumer: a review", *Am J Clin Nutr* 2000; 72: 1424-35.

Hung, H.C. *et al.* "Fruit and vegetable intake and risk of major chronic disease", *J Natl Cancer Inst* 2004; 96: 1577-84.

Boffetta, P. *et al.* "Fruit and vegetable intake and overall cancer risk in the European Prospective Investigation into Cancer and Nutrition (EPIC)", *J Natl Cancer Inst* 2010; 102: 529-37.

Fung, T.T. *et al.* "Intake of specific fruits and vegetables in relation to risk of estrogen receptor-negative breast cancer among postmenopausal women", *Breast Cancer Res Treat* 2013; 138: 925-30.

Stevenson, D.E. and R.D. Hurst. "Polyphenolic phytochemicals – just antioxidants or much more?", *Cell Mol Life Sci* 2007; 64: 2900-16.

Eberhardt, M.V. *et al.* "Antioxidant activity of fresh apples", *Nature* 2000; 405: 903-4.

Surh, Y.J. "Cancer chemoprevention with dietary phytochemicals", *Nature Rev Cancer* 2003; 3: 768-80.

Dorai, T. and B.B. Aggarwal. "Role of chemopreventive agents in cancer therapy", *Cancer Lett* 2004; 215: 129-40.

第6章

Hedge, I.C. "A systematic and geographical survey of the Old World Cruciferae", dans Vaughn, J.G., A.J. Macleod and B.M.G. Jones, dirs. *The Biology and Chemistry of the Cruciferae*, Londres, Academic Press, 1976, p. 1-45.

Wright, C.A. *Mediterranean Vegetables: A Cook's ABC of Vegetables and Their Preparation in Spain, France, Italy, Greece, Turkey, the Middle East, and North Africa with More Than 200 Authentic Recipes for the Home Cook*, Boston (MA), Harvard Common Press, 2001, p. 77-9.

Michaud, D.S. *et al.* "Fruit and vegetable intake and incidence of bladder cancer in a male prospective cohort", *J Natl Cancer Inst* 1999; 91: 605-13.

Terry, P. *et al.* "Brassica vegetables and breast cancer risk", *JAMA* 2001; 285: 2975-7.

Wu, Q.J. *et al.* "Cruciferous vegetables consumption and the risk of female lung cancer: a prospective study and a meta-analysis", *Ann Oncol* 2013; 24: 1918-24.

Kirsh, V.A. *et al.* "Prospective study of fruit and vegetable intake and risk of prostate cancer", *J Natl Cancer Inst* 2007; 99: 1200-9.

Moy, K.A. "Isothiocyanates, glutathione S-transferase M1 and T1 polymorphisms and gastric cancer risk: a prospective study of men in Shanghai, China", *Int J Cancer* 2009; 125: 2652-9.

Suzuki, R. *et al.* "Fruit and vegetable intake and breast cancer risk defined by estrogen and progesterone receptor status: the Japan Public Health Center-based Prospective Study", *Cancer Causes Control* 2013; 24: 2117-28.

Wu, Q.J. *et al.* "Cruciferous vegetables intake and the risk of colorectal cancer: a meta-analysis of observational studies", *Ann Oncol* 2013; 24: 1079-87.

Tang, L. *et al.* "Intake of cruciferous vegetables modifies bladder cancer survival", *Cancer Epidemiol Biomarkers Prev* 2010; 19: 1806-11.

Thomson, C.A. *et al.* "Vegetable intake is associated with reduced breast cancer recurrence in tamoxifen users: a secondary analysis from the Women's Healthy Eating and Living Study", *Breast Cancer Res Treat* 2011; 125: 519-27.

Verhoeven, D.T.H. *et al.* "Epidemiological studies on Brassica vegetables and cancer risk", *Cancer Epidemiol Biomarkers Prev* 1996; 5: 733-48.

Talalay, P. and J.W. Fahey. "Phytochemicals from cruciferous plants protect against cancer by modulating carcinogen metabolism", *J Nutr* 2001; 131: 3027S-33S.

Keum, Y.S. *et al.* "Chemoprevention by isothiocyanates and their underlying molecular signaling mechanisms", *Mut Res* 2004; 555: 191-202.

Johnston, C.S. *et al.* "More Americans are eating "5 a day" but intakes of dark green and cruciferous vegetables remain low", *J Nutr* 2000; 130: 3063-7.

Fenwick, G.R. *et al.* "Glucosinolates and their breakdown products in food and food plants", *CRC Critical Rev Food Sci and Nutr* 1983; 18: 123-201.

Jones, R.B. *et al.* "Cooking method significantly effects glucosinolate content and sulforaphane production in broccoli florets", *Food Chem* 2010; 123: 237-42.

Mullaney, J.A. *et al.* "Lactic acid bacteria convert glucosinolates to nitriles efficiently yet differently from enterobacteriaceae", *J Agric Food Chem* 2013; 61: 3039-46.

McNaughton, S.A. and G.C. Marks. "Development of a food composition database for the estimation of dietary intakes of glucosinolates, the biologically active constituents of cruciferous vegetables", *Br J Nutr* 2003; 90: 687-97.

Zhang, Y. *et al.* "A major inducer of anticarcinogenic protective enzymes from broccoli: isolation and elucidation of structure", *Proc Natl Acad Sci USA* 1992; 89: 2399-403.

Fahey, J.W. *et al.* "Broccoli sprouts: an exceptionally rich source of inducers of enzymes that protect against chemical carcinogens", *Proc Natl Acad Sci USA* 1997; 94: 10367-72.

Lenzi, M. *et al.* "Sulforaphane as a promising molecule for fighting cancer", *Cancer Treat Res* 2014; 159: 207-23.

Gingras, D. *et al.* "Induction of medulloblastoma cell apoptosis by sulforaphane, a dietary anticarcinogen from Brassica vegetables", *Cancer Lett* 2004; 203: 35-43.

Fahey, J.W. *et al.* "Sulforaphane inhibits extracellular, intracellular and antibiotic-resistant strains of *Helicobacter pylori* and prevents benzo[a]pyrene-induces stomach tumors", *Proc Natl Acad Sci USA* 2002; 99: 7610-5.

Hecht, S.S. *et al.* "Effects of watercress consumption on metabolism of a tobacco-specific lung carcinogen in smokers", *Cancer Epidemiol Biomarkers Prev* 1995; 4: 877-84.

Qin, C.Z. *et al.* "Advances in molecular signaling mechanisms of β-phenethyl isothiocyanate antitumor effects", *J Agric Food Chem* 2015; 63: 3311-22.

Wang, D. *et al.* "Phenethyl isothiocyanate upregulates death receptors 4 and 5 and inhibits proliferation in human cancer stem-like cells", *BMC Cancer* 2014; 14: 591.

Bradlow, H.L. *et al.* "Multifunctional aspects of the action of indole-3-carbinol as an antitumor agent", *Ann NY Acad Sci* 1999; 889: 204-13.

第7章

Block, E. "The chemistry of garlic and onion", *Sci Am* 1985; 252: 114-9.

Rivlin, R.S. "Historical perspective on the use of garlic", *J Nutr* 2001; 131: 951S-4S.

Lawson, L.D. and Z.J. Wang. "Low allicin release from garlic supplements: a major problem due to the sensitivities of alliinase activity", *J Agric Food Chem* 2001; 49: 2592-9.

Imai, S. *et al.* "An onion enzyme that makes the eyes water", *Nature* 2002; 419: 685.

Milner, J.A. "A historical perspective on garlic and cancer", *J Nutr* 2001; 131: 1027S-31S.

Nicastro, H.L. *et al.* "Garlic and onions: their cancer prevention properties", *Cancer Prev Res* 2015; 8: 181-9.

Zhou, Y. *et al.* "Consumption of large amounts of Allium vegetables reduces risk for gastric cancer in a metaanalysis", *Gastroenterology* 2011; 141: 80-9.

Gonzalez, C.A. *et al.* "Fruit and vegetable intake and the risk of stomach and œsophagus adenocarcinoma in the European Prospective Investigation into Cancer and Nutrition (EPIC-EUR-GAST)", *Int J Cancer* 2006; 118: 2559-66.

Galeone, C. *et al.* "Onion and garlic use and human cancer", *Am J Clin Nutr* 2006; 84: 1027-32.

Zhou, X.F. *et al.* "Allium vegetables and risk of prostate cancer: evidence from 132,192 subjects", *Asian Pac J Cancer Prev* 2013; 14: 4131-4.

Millen, A.E. *et al.* "Fruit and vegetable intake and prevalence of colorectal adenoma in a cancer screening trial", *Am J Clin Nutr* 2007; 86: 1754-64.

Gao, C.M. *et al.* "Protective effect of allium vegetables against both œsophageal and stomach cancer: a simultaneous case-referent study of a high-epidemic area in Jiangsu Province, China", *Jpn J Cancer Res* 1999; 90: 614-21.

Buiatti, E. *et al.* "A case-control study of gastric cancer and diet in Italy", *Int J Cancer* 1989; 44: 611-6.

Hsing, A.W. *et al.* "Allium vegetables and risk of prostate cancer: a population-based study", *J Natl Cancer Inst* 2002; 94: 1648-51.

Gonzalez, C.A. *et al.* "Fruit and vegetable intake and the risk of stomach and œsophagus adenocarcinoma in the European Prospective Investigation into Cancer and Nutrition (EPIC-EUR-GAST)", *Int J Cancer* 2006; 118: 2559-66.

Gao, C.M. *et al.* "Protective effect of allium vegetables against both œsophageal and stomach cancer: a simultaneous case-referent study of a high-epidemic area in Jiangsu Province, China", *Jap J Cancer Res* 1999; 90: 614-21.

Steinmetz, K.A. *et al.* "Vegetables, fruit, and colon cancer in the Iowa Women's Health Study", *Am J Epidemiol* 1994; 139: 1-15.

Challier, B. *et al.* "Garlic, onion and cereal fibre as protective factors for breast cancer: a French case-control study", *Eur J Epidemiol* 1998; 14: 737-47.

Yi, L. and Q. Su. "Molecular mechanisms for the anti-cancer effects of diallyl disulfide", *Food Chem Toxicol* 2013; 57: 362-70.

Herman-Antosiewicz, A. and S.V. Singh. "Signal transduction pathways leading to cell cycle arrest and apoptosis induction in cancer cells by Allium vegetable-derived organosulfur compounds: a review", *Mut Res* 2004; 555: 121-31.

Milner, J.A. "Mechanisms by which garlic and allyl sulfur compounds suppress carcinogen bioactivation. Garlic and carcinogenesis", *Adv Exp Med Biol* 2001; 492: 69-81.

Yang, C.S. *et al.* "Mechanisms of inhibition of chemical toxicity and carcinogenesis by diallyl sulfide (DAS) and related compounds from garlic", *J Nutr* 2001; 131: 1041S-5S.

Demeule, M. *et al.* "Diallyl disulfide, a chemopreventive agent in garlic, induces multidrug resistance-associated protein 2 expression", *Biochem Biophys Res Commun* 2004; 324: 937-45.

第8章

Shurtleff, W. and A. Aoyagi. *History of Whole Dry Soybeans, Used as Beans, or Ground, Mashed or Flaked (240 BCE to 2013)*, California, Lafayette, 1980, 950 pages.

Clemons, M. and P. Goss. "Estrogen and the risk of breast cancer", *N Engl J Med* 2001; 344: 276-85.

Setchell, K.D. "Phytoestrogens: the biochemistry, physiology, and implications for human health of soy isoflavones", *Am J Clin Nutr* 1998; 68: 1333S-46S.

Magee, P.J. and I.R. Rowland. "Phyto-œstrogens, their mechanism of action: current evidence for a role in breast and prostate cancer", *Br J Nutr* 2004; 91: 513-31.

Sarkar, F.H. and Y. Li. "Mechanisms of cancer chemoprevention by soy isoflavone genistein", *Cancer Metast Rev* 2002; 21: 265-80.

Lee, H.P. *et al.* "Dietary effects on breast cancer risk in Singapore", *Lancet* 1991; 331: 1197-200.

Yamamoto, S. *et al.* "Soy, isoflavones, and breast cancer risk in Japan", *J Natl Cancer Inst* 2003; 95: 906-13.

Horn-Ross, P.L. *et al.* "Recent diet and breast cancer risk: the California Teachers Study (USA)", *Cancer Causes Control* 2002; 13: 407-15.

Messina, M. *et al.* "Estimated Asian adult soy protein and isoflavone intakes", *Nutr Cancer* 2006; 55: 1-12.

Lee, S.A. *et al.* "Adolescent and adult soy food intake and breast cancer risk: results from the Shanghai Women's Health Study", *Am J Clin Nutr* 2009; 89: 1920-6.

Warri, A. *et al.* "The role of early life genistein exposures in modifying breast cancer risk", *Br J Cancer* 2008; 98: 1485-93.

Lamartiniere, C.A. *et al.* "Genistein chemoprevention: timing and mechanisms of action in murine mammary and prostate", *J Nutr* 2002; 132: 552S-8S.

Severson, R.K. *et al.* "A prospective study of demographics, diet, and prostate cancer among men of Japanese ancestry in Hawaii", *Cancer Res* 1989; 49: 1857-60.

Jacobsen, B.K. *et al.* "Does high soy milk intake reduce prostate cancer incidence? The Adventist Health Study", *Cancer Causes Control* 1998; 9: 553-7.

Kurahashi, N. *et al.* "Plasma isoflavones and subsequent risk of prostate cancer in a nested case-control study: the Japan Public Health Center", *J Clin Oncol* 2008; 26: 5923-9.

Chen, M. *et al.* "Association between soy isoflavone intake and breast cancer risk for pre- and post-menopausal women: a meta-analysis of epidemiological studies", *PLoS One* 2014; 9: e89288.

Ollberding, N.J. *et al.* "Legume, soy, tofu, and isoflavone intake and endometrial cancer risk in postmenopausal women in the multiethnic cohort study", *J Natl Cancer Inst* 2012; 104: 67-76.

Yang, W.S. *et al.* "Soy intake is associated with lower lung cancer risk: results from a meta-analysis of epidemiologic studies", *Am J Clin Nutr* 2011; 94: 1575-83.

Schabath, M.B. *et al.* "Dietary phytoestrogens and lung cancer risk", *JAMA* 2005; 294: 1493-504.

Allred, C.D. *et al.* "Soy processing influences growth of estrogen-dependent breast cancer tumor", *Carcinogenesis* 2004; 25: 1649-57.

Fritz, H. *et al.* "Soy, red clover, and isoflavones and breast cancer: a systematic review", *PLoS One* 2013; 8: e81968.

Adlercreutz, H. *et al.* "Dietary phytoœstrogens and the menopause in Japan", *Lancet* 1992; 339: 1233.

Rossouw, J.E. *et al.* "Risks and benefits of estrogen plus progestin in healthy postmenopausal women: principal results from the Women's Health Initiative randomized controlled trial", *JAMA* 2002; 288: 321-33.

Guha, N. *et al.* "Soy isoflavones and risk of cancer recurrence in a cohort of breast cancer survivors: the Life After Cancer Epidemiology study", *Breast Cancer Res Treat* 2009; 118: 395-405.

Shu, X.O. *et al.* "Soy food intake and breast cancer survival", *JAMA* 2009; 302: 2437-43.

Chi, F. *et al.* "Post-diagnosis soy food intake and breast cancer survival: a meta-analysis of cohort studies", *Asian Pac J Cancer Prev* 2013; 14: 2407-12.

Nechuta, S.J. *et al.* "Soy food intake after diagnosis of breast cancer and survival: an in-depth analysis of combined evidence from cohort studies of US and Chinese women", *Am J Clin Nutr*

2012; 96: 123-32.

Kang, X. *et al.* "Effect of soy isoflavones on breast cancer recurrence and death for patients receiving adjuvant endocrine therapy", *CMAJ* 2010; 182: 1857-62.

Adlercreutz, H. "Lignans and human health", *Crit Rev Clin Lab Sci* 2007; 44: 483-525.

Mason, J.K. and L.U. Thompson. "Flaxseed and its lignan and oil components: can they play a role in reducing the risk of and improving the treatment of breast cancer?", *Appl Physiol Nutr Metab* 2014; 39: 663-78.

McCann, S.E. *et al.* "Dietary lignan intakes in relation to survival among women with breast cancer: The Western New York Exposures and Breast Cancer (WEB) Study", *Breast Cancer Res Treat* 2010; 122: 229-35.

Lowcock, E.C. *et al.* "Consumption of flaxseed, a rich source of lignans, is associated with reduced breast cancer risk", *Cancer Causes Control* 2013; 24: 813-6.

Buck, K. *et al.* "Meta-analyses of lignans and enterolignans in relation to breast cancer risk", *Am J Clin Nutr* 2010; 92: 141-53.

第9章

Aggarwal, B.B. *et al.* "Potential of spice-derived phytochemicals for cancer prevention", *Planta Med* 2008; 74: 1560-9.

Gupta, S.C. *et al.* "Curcumin, a component of turmeric: from farm to pharmacy", *BioFactors* 2013; 39: 2-13.

Hutchins-Wolfbrandt, A. and A.M. Mistry. "Dietary turmeric potentially reduces the risk of cancer", *Asian Pacific J Cancer Prev* 2011; 12: 3169-73.

Rastogi, T. *et al.* "Cancer incidence rates among South Asians in four geographic regions: India, Singapore, UK and US", *Int J Epidemiol* 2008; 37: 147-60.

Bachmeier, B.E. *et al.* "Curcumin downregulates the inflammatory cytokines CXCL1 and -2 in breast cancer cells via NFkappaB", *Carcinogenesis* 2008; 29: 779-89.

Yadav, V.R. and B.B. Aggarwal. "Curcumin: a component of the golden spice, targets multiple angiogenic pathways", *Cancer Biol Ther* 2011; 11: 236-41.

Perkins, S. *et al.* "Chemopreventive efficacy and pharmacokinetics of curcumin in the min/+ mouse, a model of familial adenomatous polyposis", *Cancer Epidemiol Biomarkers Prev* 2002; 11: 535-40.

Cheng, A.L. *et al.* "Phase I clinical trial of curcumin, a chemopreventive agent, in patients with high-risk or pre-malignant lesions", *Anticancer Res* 2001; 21: 2895-900.

Sharma, R.A. *et al.* "Phase I clinical trial of oral curcumin: biomarkers of systemic activity and compliance", *Clin Cancer Res* 2004; 10: 6847-54.

Garcea, G. *et al.* "Consumption of the putative chemopreventive agent curcumin by cancer patients: assessment of curcumin levels in the colorectum and their pharmacodynamic consequences", *Cancer Epidemiol Biomarkers Prev* 2005; 14: 120-5.

Bayet-Robert, M. *et al.* "Phase I dose escalation trial of docetaxel plus curcumin in patients with advanced and metastatic breast cancer", *Cancer Biol Ther* 2010; 9: 8-14.

Dhillon, N. *et al.* "Phase II trial of curcumin in patients with advanced pancreatic cancer", *Clin Cancer Res* 2008; 14: 4491-9.

Shoba, G. *et al.* "Influence of piperine on the pharmacokinetics of curcumin in animals and human volunteers", *Planta Med* 1998; 64: 353-6.

Dudhatra, G.B. *et al.* "A comprehensive review on pharmacotherapeutics of herbal bioenhancers", *Scientific World J* 2012; 2012: 637953.

Cruz-Correa, M. *et al.* "Combination treatment with curcumin and quercetin of adenomas in familial adenomatous polyposis", *Clin Gastroenterol Hepatol* 2006; 4: 1035-8.

Kaefer, C.M. and J.A. Milner. "The role of herbs and spices in cancer prevention", *J Nutr Biochem* 2008; 19: 347-61.

Johnson, J.J. "Carnosol: a promising anti-cancer and anti-inflammatory agent", *Cancer Lett* 2011; 305: 1-7.

Shukla, S. and S. Gupta. "Apigenin: a promising molecule for cancer prevention", *Pharm Res* 2010; 27: 962-78.

Lamy, S. *et al.* "The dietary flavones apigenin and luteolin impair smooth muscle cell migration and VEGF expression through inhibition of PDGFR-beta phosphorylation", *Cancer Prev Res* 2008;

1: 452-9.

Gates, M.A. *et al.* "Flavonoid intake and ovarian cancer risk in a population-based case-control study", *Int J Cancer* 2009; 124: 1918-25.

Meyer, H. *et al.* "Bioavailability of apigenin from apiin-rich parsley in humans", *Ann Nutr Metab* 2006; 50: 167-72.

第10章

Mitscher, L.A. and V. Dolby. *The Green Tea Book: China's Fountain of Youth*, Garden City Park (NY), Avery, 1998, 186 pages.

Rosen, D. *The Book of Green Tea*, North Adams (MA), Storey Publishing, 1998, 160 pages.

Yang, C.S. *et al.* "Cancer prevention by tea: animal studies, molecular mechanisms and human relevance", *Nat Rev Cancer* 2009; 9: 429-39.

Singh, B.N. *et al.* "Green tea catechin, epigallocatechin-3-gallate (EGCG): mechanisms, perspectives and clinical applications", *Biochem Pharmacol* 2011; 82: 1807-21.

Béliveau, R. and D. Gingras. "Green tea: prevention and treatment of cancer by nutraceuticals", *Lancet* 2004; 364: 1021-2.

Demeule, M. *et al.* "Green tea catechins as novel antitumor and antiangiogenic compounds", *Curr Med Chem Anti-Cancer Agents* 2002; 2: 441-63.

Yuan, J.M. "Cancer prevention by green tea: evidence from epidemiologic studies", *Am J Clin Nutr* 2013; 98: 1676S-81S.

Yang, G. *et al.* "Prospective cohort study of green tea consumption and colorectal cancer risk in women", *Cancer Epidemiol Biomarkers Prev* 2007; 6: 1219-23.

Ide, R. *et al.* "A prospective study of green tea consumption and oral cancer incidence in Japan", *Ann Epidemiol* 2007; 17: 821-6.

Kurahashi, N. *et al.* "Green tea consumption and prostate cancer risk in Japanese men: a prospective study", *Am J Epidemiol* 2008; 167: 71-7.

Henning, S.M. "Randomized clinical trial of brewed green and black tea in men with prostate cancer prior to prostatectomy", *Prostate* 2015; 75: 550-9.

Tang, N. *et al.* "Green tea, black tea consumption and risk of lung cancer: a meta-analysis", *Lung Cancer* 2009; 65: 274-83.

Kurahashi, N. *et al.* "Green tea consumption and prostate cancer risk in Japanese men: a prospective study", *Am J Epidemiol* 2008; 167: 71-7.

Zhang, M. *et al.* "Green tea and the prevention of breast cancer: a case-control study in Southeast China", *Carcinogenesis* 2007; 28: 1074-8.

Nechuta, S. *et al.* "Prospective cohort study of tea consumption and risk of digestive system cancers: results from the Shanghai Women's Health Study", *Am J Clin Nutr* 2012; 96: 1056-63.

Yuan, J.M. *et al.* "Urinary biomarkers of tea polyphenols and risk of colorectal cancer in the Shanghai Cohort Study", *Int J Cancer* 2007; 120: 1344-50.

Gupta, S. *et al.* "Inhibition of prostate carcinogenesis in TRAMP mice by oral infusion of green tea polyphenols", *Proc Natl Acad Sci USA* 2001; 98: 10350-5.

Cao, Y. and R. Cao. "Angiogenesis inhibited by drinking tea", *Nature* 1999; 398: 381.

Lamy, S. *et al.* "Green tea catechins inhibit vascular endothelial growth factor receptor phosphorylation", *Cancer Res* 2002; 62: 381-5.

第11章

Wang, C.H. *et al.* "Cranberry-containing products for prevention of urinary tract infections in susceptible populations: a systematic review and meta-analysis of randomized controlled trials", *Arch Intern Med* 2012; 172: 988-96.

Fung, T.T. *et al.* "Intake of specific fruits and vegetables in relation to risk of estrogen receptor-negative breast cancer among postmenopausal women", *Breast Cancer Res Treat* 2013; 138: 925-30.

Hannum, S.M. "Potential impact of strawberries on human health: a review of the science", *Crit Rev Food Sci Nutr* 2004; 44: 1-17.

Carlton, P.S. *et al.* "Inhibition of N-nitrosomethylbenzylamine-induced tumorigenesis in the rat esophagus by dietary freeze-dried strawberries", *Carcinogenesis* 2001; 22: 441-6.

Chen, T. *et al.* "Randomized phase II trial of lyophilized strawberries in patients with dysplastic precancerous lesions of the esophagus", *Cancer Prev Res* 2012; 5: 41-50.

Wood, W. *et al.* "Inhibition of the mutagenicity of bay-region diol epoxides of polycyclic aromatic hydrocarbons by naturally occurring plant phenols: exceptional activity of ellagic acid", *Proc Natl Acad Sci USA* 1982; 79: 5513-7.

Labrecque, L. and coll. "Combined inhibition of PDGF and VEGF receptors by ellagic acid, a dietary-derived phenolic compound", *Carcinogenesis* 2005; 26: 821-6.

Kong, J.M. *et al.* "Analysis and biological activities of anthocyanins", *Phytochemistry* 2003; 64: 923-33.

Lamy, S. *et al.* "Delphinidin, a dietary anthocyanidin, inhibits vascular endothelial growth factor receptor-2 phosphorylation", *Carcinogenesis* 2006; 27: 989-96.

Wang, L.S. *et al.* "A phase Ib study of the effects of black raspberries on rectal polyps in patients with familial adenomatous polyposis", *Cancer Prev Res* 2014; 7: 666-74.

Rasmussen, S.E. *et al.* "Dietary proanthocyanidins: Occurrence, dietary intake, bioavailability, and protection against cardiovascular disease", *Mol Nutr Food Res* 2005; 49: 159-74.

Rossi, M. *et al.* "Flavonoids, proanthocyanidins, and cancer risk: a network of case-control studies from Italy", *Nutr Cancer* 2010; 62: 871-7.

Rossi, M. *et al.* "Flavonoids, proanthocyanidins, and the risk of stomach cancer", *Cancer Causes Control* 2010; 21: 1597-604.

Wang, Y. *et al.* "Dietary flavonoid and proanthocyanidin intakes and prostate cancer risk in a prospective cohort of US men", *Am J Epidemiol* 2014; 179: 974-86.

第12章

Allport, S. *The Queen of Fats: Why Omega-3s Were Removed from the Western Diet and What We Can Do to Replace Them*, Oakland (CA), University of California Press, 2008, 232 pages.

Kris-Etherton, P.M. *et al.* "Fish consumption, fish oil, omega-3 fatty acids, and cardiovascular disease", *Circulation* 2002; 106: 2747.

Chan, J.K. *et al.* "Effect of dietary alpha-linolenic acid and its ratio to linoleic acid on platelet and plasma fatty acids and thrombogenesis", *Lipids* 1993; 28: 811-7.

De Lorgeril, M. and P. Salen. "New insights into the health effects of dietary saturated and omega-6 and omega-3 polyunsaturated fatty acids", *BMC Med* 2012; 10: 50.

Abel, S. *et al.* "Dietary PUFA and cancer", *Proc Nutr Soc* 2014; 73: 361-7.

Mitrou, P.N. *et al.* "Mediterranean dietary pattern and prediction of all-cause mortality in a US population: results from the NIH-AARP Diet and Health Study", *Arch Intern Med* 2007; 167: 2461-8.

Filomeno, M. *et al.* "Mediterranean diet and risk of endometrial cancer: a pooled analysis of three Italian case-control studies", *Br J Cancer* 2015; 112: 1816.

LeGendre, O. *et al.* "Oleocanthal rapidly and selectively induces cancer cell death via lysosomal membrane permeabilization (LMP)", *Mol Cell Oncol* DOI: 10.1080/23723556.2015.1006077.

Lamy, S. *et al.* "Olive oil compounds inhibit vascular endothelial growth factor receptor-2 phosphorylation", *Exp Cell Res* 2014; 322: 89-98.

Beauchamp, G.K. *et al.* "Phytochemistry: ibuprofen-like activity in extra-virgin olive oil", *Nature* 2005; 437: 45-6.

Peyrot des Gachons, C. *et al.* "Unusual pungency from extra-virgin olive oil is attributable to restricted spatial expression of the receptor of oleocanthal", *J Neurosci* 2011; 31: 999-1009.

Uauy, R. *et al.* "Essential fatty acids in visual and brain development", *Lipids* 2001; 36: 885-95.

Mozaffarian, D. and J.H. Wu. "(n-3) fatty acids and cardiovascular health: are effects of EPA and DHA shared or complementary?", *J Nutr* 2012; 142: 614S-25S.

Calder, P.C. "Marine omega-3 fatty acids and inflammatory processes: Effects, mechanisms and clinical relevance", *Biochim Biophys Acta* 2015; 1851: 469-84.

Dyerberg, J. *et al.* "Fatty acid composition of the plasma lipids in Greenland Eskimos", *Am J Clin Nutr* 1975; 28: 958-66.

Albert, C.M. *et al.* "Fish consumption and risk of sudden cardiac death", *JAMA* 1998; 279: 23-8.

Bao, Y. *et al.* "Association of nut consumption with total and cause-specific mortality", *N Engl J Med* 2013; 369: 2001-11.

Guasch-Ferré, M. *et al.* "Frequency of nut consumption and mortality risk in the PREDIMED nutrition intervention trial", *BMC Med* 2013; 11: 164.

Luu, H.N. *et al.* "Prospective evaluation of the association of nut/peanut consumption with total and cause-specific mortality", *JAMA Intern Med* 2015; 175: 755-66.

Grosso, G. *et al.* "Nut consumption on all-cause, cardiovascular, and cancer mortality risk: a systematic review and meta-analysis of epidemiologic studies", *Am J Clin Nutr* 2015; 101: 783-93.

Gerber, M. "Omega-3 fatty acids and cancers: a systematic update review of epidemiological studies", *Br J Nutr* 2012; 107: S228-39.

Larsson, S.C. *et al.* "Dietary long-chain n-3 fatty acids for the prevention of cancer: a review of potential mechanisms", *Am J Clin Nutr* 2004; 79: 935-45.

Torfadottir, J.E. *et al.* "Consumption of fish products across the lifespan and prostate cancer risk", *PLoS One* 2013; 8: e59799.

Hall, M.N. *et al.* "A 22-year prospective study of fish, n-3 fatty acid intake, and colorectal cancer risk in men", *Cancer Epidemiol Biomarkers Prev* 2008; 17: 1136-43.

Zheng, J.S. *et al.* "Intake of fish and marine n-3 polyunsaturated fatty acids and risk of breast cancer: meta-analysis of data from 21 independent prospective cohort studies", *BMJ* 2013; 346: f3706.

Sawada, N. *et al.* "Consumption of n-3 fatty acids and fish reduces risk of hepatocellular carcinoma", *Gastroenterology* 2012; 142: 1468-75.

Epstein, M.M. "Dietary fatty acid intake and prostate cancer survival in Örebro County, Sweden", *Am J Epidemiol* 2012; 176: 240-52.

Khankari, N.K. "Dietary intake of fish, polyunsaturated fatty acids, and survival after breast cancer: A population-based follow-up study on Long Island, New York", *Cancer* 2015 Mar 24. doi: 10.1002/cncr.29329.

Szymanski, K.M. "Fish consumption and prostate cancer risk: a review and meta-analysis", *Am J Clin Nutr* 2010; 92: 1223-33.

Brasky, T.M. *et al.* "Long-chain Ω-3 fatty acid intake and endometrial cancer risk in the Women's Health Initiative", *Am J Clin Nutr* 2015; 101: 824-34.

第13章

Wertz, K. *et al.* "Lycopene: modes of action to promote prostate health", *Arch Biochem Biophys* 2004; 430: 127-34.

Shi, J. and M. Le Maguer. "Lycopene in tomatoes: chemical and physical properties affected by food processing", *Crit Rev Food Sci Nutr* 2000; 40: 1-42.

Unlu, N.Z. *et al.* "Lycopene from heat-induced cis-isomer-rich tomato sauce is more bioavailable than from all-trans-rich tomato sauce in human subjects", *Br J Nutr* 2007; 98: 140-6.

Giovannucci, E. "Tomatoes, tomato-based products, lycopene, and cancer: review of the epidemiologic literature", *J Natl Cancer Inst* 1999; 91: 317-31.

Giovannucci, E. *et al.* "A prospective study of tomato products, lycopene, and prostate cancer risk", *J Natl Cancer Inst* 2002; 94: 391-8.

Wu, K. *et al.* "Plasma and dietary carotenoids, and the risk of prostate cancer: a nested case-control study", *Cancer Epidemiol Biomarkers Prev* 2004; 13: 260-9.

Campbell, J.K. *et al.* "Tomato phytochemicals and prostate cancer risk", *J Nutr* 2004; 134: 3486S-92S.

Sharoni, Y. *et al.* "The role of lycopene and its derivatives in the regulation of transcription systems: implications for cancer prevention", *Am J Clin Nutr* 2012; 96: 1173S-8S.

Khachik, F. *et al.* "Chemistry, distribution, and metabolism of tomato carotenoids and their impact on human health", *Exp Biol Med* 2002; 227: 845-51.

Ho, W.J. *et al.* "Antioxidant micronutrients and the risk of renal cell carcinoma in the Women's Health Initiative cohort", *Cancer* 2015; 121: 580-8.

Giovannucci, E. *et al.* "Intake of carotenoids and retinol in relation to risk of prostate cancer", *J Natl Cancer Inst* 1995; 87: 1767-76.

Eliassen, A.H. *et al.* "Circulating carotenoids and risk of breast cancer: pooled analysis of eight prospective studies", *J Natl Can-*

cer Inst 2012; 104: 1905-16.

Zhang, X. et al. "Carotenoid intakes and risk of breast cancer defined by estrogen receptor and progesterone receptor status: a pooled analysis of 18 prospective cohort studies", Am J Clin Nutr 2012; 95: 713-25.

Rizwan, M. et al. "Tomato paste rich in lycopene protects against cutaneous photodamage in humans in vivo: a randomized controlled trial", Br J Dermatol 2011; 164: 154-62.

Ross, A.B. "Lycopene bioavailability and metabolism in humans: an accelerator mass spectrometry study", Am J Clin Nutr 2011; 93: 1263-73.

第14章

Wu, G.A. et al. "Sequencing of diverse mandarin, pummelo and orange genomes reveals complex history of admixture during citrus domestication", Nat Biotechnol 2014; 32: 656-62.

Gmitter, F.G. and X. Hu. "The possible role of Yunnan, China, in the origin of contemporary citrus species (Rutaceae)", Economic Botany 1990; 44: 267-77.

Arias, B.A. and L. Ramon-Laca. "Pharmacological properties of citrus and their ancient and medieval uses in the Mediterranean region", J Ethnopharm 2005; 97: 89-95.

Manthey, J.A. et al. "Biological properties of citrus flavonoids pertaining to cancer and inflammation", Curr Med Chem 2001; 8: 135-53.

Crowell, P.L. "Prevention and therapy of cancer by dietary monoterpenes", J Nutr 1999; 129: 775S-8S.

Gonzalez, C.A. et al. "Fruit and vegetable intake and the risk of gastric adenocarcinoma: a reanalysis of the European Prospective Investigation into Cancer and Nutrition (EPIC-EURGAST) study after a longer follow-up", Int J Cancer 2012; 131: 2910-9.

Steevens, J. et al. "Vegetables and fruits consumption and risk of esophageal and gastric cancer subtypes in the Netherlands Cohort Study", Int J Cancer 2011; 129: 2681-93.

Maserejian, N.N. et al. "Prospective study of fruits and vegetables and risk of oral premalignant lesions in men", Am J Epidemiol 2006; 164: 556-66.

Li, W.Q. et al. "Citrus consumption and cancer incidence: the Ohsaki cohort study", Int J Cancer 2010; 127: 1913-22.

Kwan, M.L. et al. "Food consumption by children and the risk of childhood acute leukemia", Am J Epidemiol 2004; 160: 1098-107.

Bailey, D.G. et al. "Grapefruit juice-drug interactions", Br J Clin Pharmacol 1998; 46: 101-10.

第15章

Aradhya, M. et al. "Genetic structure, differentiation, and phylogeny of the genus vitis: implications for genetic conservation", Acta Hortic (ISHS) 2008; 799: 43-49.

McGovern, P.E. et al. "Neolithic resinated wine", Nature 1996; 381: 480-1.

This, P. et al. "Historical origins and genetic diversity of wine grapes", Trends Genet 2006; 22: 511-9.

St-Leger, A.S. et al. "Factors associated with cardiac mortality in developed countries with particular reference to the consumption of wine", Lancet 1979; 1: 1017-20.

Renaud, S. and M. de Lorgeril. "Wine, alcohol, platelets, and the French paradox for coronary heart disease", Lancet 1992; 339: 1523-6.

De Lorgeril, M. et al. "Wine drinking and risks of cardiovascular complications after recent acute myocardial infarction", Circulation 2002; 106: 1465-9.

Di Castelnuovo, A. et al. "Meta-analysis of wine and beer consumption in relation to vascular risk", Circulation 2002; 105: 2836-44.

Di Castelnuovo, A. et al. "Alcohol dosing and total mortality in men and women: an updated meta-analysis of 34 prospective studies", Arch Intern Med 2006; 166: 2437-45.

Szmitko, P.E. and S. Verma. "Red wine and your heart" Circulation 2005; 111: e10-e11.

Gronbaek, M. et al. "Type of alcohol consumed and mortality from all causes, coronary heart disease, and cancer", Ann Intern Med 2000; 133: 411-9.

Klatsky, A.L. et al. "Wine, liquor, beer, and mortality", Am J Epidemiol 2003; 158: 585-95.

Renaud, S.C. et al. "Wine, beer, and mortality in middle-aged men from eastern France", Arch Intern Med 1999; 159: 1865-70.

Frankel, E.N. et al. "Inhibition of oxidation of human low-density lipoprotein by phenolic substances in red wine", Lancet 1993; 341: 454-7.

Chiva-Blanch, G. et al. "Effects of red wine polyphenols and alcohol on glucose metabolism and the lipid profile: a randomized clinical trial", Clin Nutr 2013; 32: 200-6.

German, J.B. and R.L. Walzem. "The health benefits of wine", Annu Rev Nutr 2000; 20: 561-93.

Langcake, P. et al. "Production of resveratrol by Vitis vinifera and other members of Vitaceae as a response to infection or injury", Physiol Plant Pathol 1976; 9: 77-86.

Baan, R. et al. "Carcinogenicity of alcoholic beverages", Lancet Oncol 2007; 8: 292-3.

Salaspuro, V. and M. Salaspuro. "Synergistic effect of alcohol drinking and smoking on in vivo acetaldehyde concentration in saliva", Int J Cancer 2004; 111: 480-3.

Castellsagué, X. et al. "The role of type of tobacco and type of alcoholic beverage in oral carcinogenesis", Int J Cancer 2004; 108: 741-9.

Chao, C. "Associations between beer, wine, and liquor consumption and lung cancer risk: a meta-analysis", Cancer Epidemiol Biomarkers Prev 2007; 16: 2436-47.

Benedetti, A. et al. "Lifetime consumption of alcoholic beverages and risk of 13 types of cancer in men: results from a case-control study in Montreal", Cancer Detect Prev 2009; 32: 352-62.

Allen, N.E. et al. "Moderate alcohol intake and cancer incidence in women", J Natl Cancer Inst 2009; 101: 296-305.

Jang, M. et al. "Cancer chemopreventive activity of resveratrol, a natural product derived from grapes", Science 1997; 275: 218-20.

Kraft, T.E. et al. "Fighting cancer with red wine? Molecular mechanisms of resveratrol", Crit Rev Food Sci Nutr 2009; 49: 782-99.

Patel, K.R. et al. "Sulfate metabolites provide an intracellular pool for resveratrol generation and induce autophagy with senescence", Sci Transl Med 2013; 5: 205ra133.

Fontana, L. and L. Partridge. "Promoting health and longevity through diet: from model organisms to humans", Cell 2015; 161: 106-18.

Wood, J.G. et al. "Sirtuin activators mimic caloric restriction and delay ageing in metazoans", Nature 2004; 430: 686-9.

Sajish, M. and P. Schimmel. "A human tRNA synthetase is a potent PARP1-activating effector target for resveratrol", Nature 2015; 519: 370-3.

第16章

Burkitt, D.P. "Epidemiology of cancer of the colon and rectum", Cancer 1971; 28: 3-13.

Bradbury, K.E. et al. "Fruit, vegetable, and fiber intake in relation to cancer risk: findings from the European Prospective Investigation into Cancer and Nutrition (EPIC)", Am J Clin Nutr 2014; 100: 394S-8S.

Aune, D. et al. "Dietary fibre, whole grains, and risk of colorectal cancer: systematic review and dose-response meta-analysis of prospective studies", BMJ 2011; 343: d6617.

Huang, T. et al. "Consumption of whole grains and cereal fiber and total and cause-specific mortality: prospective analysis of 367,442 individuals", BMC Med 2015; 13: 59.

Louis, P. et al. "The gut microbiota, bacterial metabolites and colorectal cancer", Nat Rev Microbiol 2014; 12: 661-72.

Schwabe, R.F. and C. Jobin. "The microbiome and cancer", Nat Rev Cancer 2013; 13: 800-12.

Ahn, J. et al. "Human gut microbiome and risk for colorectal cancer", J Natl Cancer Inst 2013; 105: 1907-11.

Kostic, A.D. et al. "Fusobacterium nucleatum potentiates intestinal tumorigenesis and modulates the tumor-immune microenvironment", Cell Host Microbe 2013; 14: 207-15.

Yoshimoto, S. et al. "Obesity-induced gut microbial metabolite promotes liver cancer through senescence secretome", Nature 2013; 499: 97-101.

Turnbaugh, P.J. et al. "A core gut microbiome in obese and lean twins", Nature 2009; 457: 480-4.

Everard, A. and P.D. Cani. "Diabetes, obesity and gut microbiota",

Best Pract Res Clin Gastroenterol 2013; 27: 73-83.

Sampson, T.R. and S.K. Mazmanian. "Control of brain development, function, and behavior by the microbiome", *Cell Host Microbe* 2015; 17: 565-76.

O'Keefe, S.J. *et al.* "Fat, fibre and cancer risk in African Americans and rural Africans", *Nature Commun* 2015; 6: 6342.

Chassaing, B. *et al.* "Dietary emulsifiers impact the mouse gut microbiota promoting colitis and metabolic syndrome", *Nature* 2015; 519: 92-6.

Suez, J. *et al.* "Artificial sweeteners induce glucose intolerance by altering the gut microbiota", *Nature* 2014; 514: 181-6.

David, L.A. *et al.* "Diet rapidly and reproducibly alters the human gut microbiome", *Nature* 2014; 505: 559-63.

Valverde, M.E. *et al.* "Edible mushrooms: improving human health and promoting quality life", *Int J Microbiol* 2015; 2015: 376387.

Ikekawa, T. "Beneficial effects of edible and medicinal mushrooms on health care", *Int J Med Mushrooms* 2001; 3: 291-8.

Hara, M. *et al.* "Cruciferous vegetables, mushrooms, and gastrointestinal cancer risks in a multicenter, hospital-based case-control study in Japan", *Nutr Cancer* 2003; 46: 138-47.

Li, J. *et al.* "Dietary mushroom intake may reduce the risk of breast cancer: evidence from a meta-analysis of observational studies", *PLoS One* 2014; 9: e93437.

Schwartz, B. and Y. Hadar. "Possible mechanisms of action of mushroom-derived glucans on inflammatory bowel disease and associated cancer", *Ann Transl Med* 2014; 2: 19.

Ina, K. *et al.* "The use of lentinan for treating gastric cancer", *Anticancer Agents Med Chem* 2013; 13: 681-8.

Maehara, Y. *et al.* "Biological mechanism and clinical effect of protein-bound polysaccharide K (KRESTIN(®)): review of development and future perspectives", *Surg Today* 2012; 42: 8-28.

Chen, S. *et al.* "Anti-aromatase activity of phytochemicals in white button mushrooms (*Agaricus bisporus*)", *Cancer Res* 2006; 66: 12026-34.

Lee, A.H. *et al.* "Mushroom intake and risk of epithelial ovarian cancer in southern Chinese women", *Int J Gynecol Cancer* 2013; 23: 1400-5.

Twardowski, P. *et al.* "A phase I trial of mushroom powder in patients with biochemically recurrent prostate cancer: Roles of cytokines and myeloid-derived suppressor cells for *Agaricus bisporus*-induced prostate-specific antigen responses", *Cancer* 2015 May 18; doi: 10.1002/cncr.29421.

Hehemann, J.H. *et al.* "Transfer of carbohydrate-active enzymes from marine bacteria to Japanese gut microbiota", *Nature* 2010; 464: 908-12.

Skibola, C.F. *et al.* "Brown kelp modulates endocrine hormones in female sprague-dawley rats and in human luteinized granulosa cells", *J Nutr* 2005; 135: 296-300.

Teas, J. *et al.* "Dietary seaweed modifies estrogen and phytoestrogen metabolism in healthy postmenopausal women", *J Nutr* 2009; 139: 939-44.

Yang, Y.J. *et al.* "A case-control study on seaweed consumption and the risk of breast cancer", *Br J Nutr* 2010; 103: 1345-53.

Hoshiyama, Y. *et al.* "A case-control study of colorectal cancer and its relation to diet, cigarettes, and alcohol consumption in Saitama Prefecture, Japan", *Tohoku J Exp Med* 1993; 171: 153-65.

Senthilkumar, K. and S.K. Kim. "Anticancer effects of fucoidan", *Adv Food Nutr Res* 2014; 72: 195-213.

Rengarajan, T. *et al.* "Cancer preventive efficacy of marine carotenoid fucoxanthin: cell cycle arrest and apoptosis", *Nutrients* 2013; 5: 4978-89.

Kotake-Nara, E. *et al.* "Neoxanthin and fucoxanthin induce apoptosis in PC-3 human prostate cancer cells", *Cancer Lett* 2005; 220: 75-84.

Sreekumar, S. *et al.* "Pomegranate fruit as a rich source of biologically active compounds", *Biomed Res Int* 2014; 2014: 686921.

Khan, N. *et al.* "Oral consumption of pomegranate fruit extract inhibits growth and progression of primary lung tumors in mice", *Cancer Res* 2007; 67: 3475-82.

Malik, A. *et al.* "Pomegranate fruit juice for chemoprevention and chemotherapy of prostate cancer", *Proc Natl Acad Sci USA* 2005; 102: 14813-8.

Pantuck, A.J. *et al.* "Phase II study of pomegranate juice for men with rising prostate-specific antigen following surgery or radiation for prostate cancer", *Clin Cancer Res* 2006; 12: 4018-26.

Thomas, R. *et al.* "A double-blind, placebo-controlled randomised trial evaluating the effect of a polyphenol-rich whole food supplement on PSA progression in men with prostate cancer – the U.K. NCRN Pomi-T study", *Prostate Cancer Prostatic Dis* 2014; 17: 180-6.

Andres-Lacueva, C. *et al.* "Phenolic compounds: chemistry and occurrence in fruits and vegetables", dans de la Rosa, L.A., E. Alvarez-Parrilla and G.A. Gonzalez-Aguilar, dirs. *Fruit and Vegetable Phytochemicals: Chemistry, Nutritional Value and Stability*, Ames (IA), Wiley-Blackwell, 2009, 384 pages.

Feskanich, D. *et al.* "Prospective study of fruit and vegetable consumption and risk of lung cancer among men and women", *J Natl Cancer Inst* 2000; 92: 1812-23.

Freedman, N.D. *et al.* "Fruit and vegetable intake and head and neck cancer risk in a large United States prospective cohort study", *Int J Cancer* 2008; 122: 2330-6.

Noratto, G. *et al.* "Identifying peach and plum polyphenols with chemopreventive potential against estrogen-independent breast cancer cells", *J Agric Food Chem* 2009; 57: 5219-26.

Noratto, G. *et al.* "Polyphenolics from peach (*Prunus persica* var. Rich Lady) inhibit tumor growth and metastasis of MDA-MB-435 breast cancer cells in vivo", *J Nutr Biochem* 2014; 25: 796-800.

Fung, T.T. *et al.* "Intake of specific fruits and vegetables in relation to risk of estrogen receptor-negative breast cancer among postmenopausal women", *Breast Cancer Res Treat* 2013; 138: 925-30.

Nkondjock, A. "Coffee consumption and the risk of cancer: an overview", *Cancer Lett* 2009; 277: 121-5.

Yu, X. *et al.* "Coffee consumption and risk of cancers: a meta-analysis of cohort studies", *BMC Cancer* 2011; 11: 96.

Li, J. *et al.* "Coffee consumption modifies risk of estrogen-receptor negative breast cancer", *Breast Cancer Research* 2011; 13: R49.

Bamia, C. *et al.* "Coffee, tea and decaffeinated coffee in relation to hepatocellular carcinoma in a European population: multicentre, prospective cohort study", *Int J. Cancer* 2015; 136: 1899-908.

Rosendahl, A.H. *et al.* "Caffeine and caffeic acid inhibit growth and modify estrogen receptor and insulin-like growth factor I receptor levels in human breast cancer", *Clin Cancer Res* 2015; 21: 1877-87.

Hurst, W. J. *et al.* "Cacao usage by the earliest Maya civilization", *Nature* 2002; 418: 289-90.

Dillinger, T.L. *et al.* "Food of the gods: cure for humanity? A cultural history of the medicinal and ritual use of chocolate", *J Nutr* 2000; 130: 2057S-72S.

Kim, J. *et al.* "Cocoa phytochemicals: recent advances in molecular mechanisms on health", *Crit Rev Food Sci Nutr* 2014; 54: 1458-72.

Buijsse, B. *et al.* "Cocoa intake, blood pressure, and cardiovascular mortality: the Zutphen Elderly Study", *Arch Intern Med* 2006; 166: 411-7.

Lewis, J.R. *et al.* "Habitual chocolate intake and vascular disease: a prospective study of clinical outcomes in older women", *Arch Intern Med* 2010; 170: 1857-8.

di Giuseppe, R. *et al.* "Regular consumption of dark chocolate is associated with low serum concentrations of C-reactive protein in a healthy Italian population", *J Nutr* 2008; 138: 1939-45.

Schroeter, H. *et al.* "(-)-Epicatechin mediates beneficial effects of flavanol-rich cocoa on vascular function in humans", *Proc Natl Acad Sci USA* 2006; 103: 1024-9.

Serafini, M. *et al.* "Plasma antioxidants from chocolate", *Nature* 2003; 424: 1013.

Mastroiacovo, D. *et al.* "Cocoa flavanol consumption improves cognitive function, blood pressure control, and metabolic profile in elderly subjects: the Cocoa, Cognition, and Aging (CoCoA) Study – a randomized controlled trial", *Am J Clin Nutr* 2015; 101: 538-48.

Messerli, F.H. "Chocolate consumption, cognitive function, and Nobel laureates", *N Engl J Med* 2012; 367: 1562-4.

Wang, Y. *et al.* "Dietary flavonoid and proanthocyanidin intakes and prostate cancer risk in a prospective cohort of US men", *Am J Epidemiol* 2014; 179: 974-86.

Cutler, G.J. *et al.* "Dietary flavonoid intake and risk of cancer in postmenopausal women: the Iowa Women's Health Study", *Int J Cancer* 2008; 123: 664-71.

Zamora-Ros, R. *et al.* "Dietary flavonoid, lignan and antioxidant capacity and risk of hepatocellular carcinoma in the European prospective investigation into cancer and nutrition study", *Int J Cancer* 2013; 133: 2429-43.

Zamora-Ros, R. *et al.* "Flavonoid and lignan intake in relation to bladder cancer risk in the European Prospective Investigation into Cancer and Nutrition (EPIC) study", *Br J Cancer* 2014; 111: 1870-80.

Cassidy, A. *et al.* "Intake of dietary flavonoids and risk of epithelial ovarian cancer", *Am J Clin Nutr* 2014; 100: 1344-51.

Spadafranca, A. *et al.* "Effect of dark chocolate on plasma epicatechin levels, DNA resistance to oxidative stress and total antioxidant activity in healthy subjects", *Br J Nutr* 2010; 103: 1008-14.

Kenny, T.P. *et al.* "Cocoa procyanidins inhibit proliferation and angiogenic signals in human dermal microvascular endothelial cells following stimulation by low-level H2O2", *Exp Biol Med* 2004; 229: 765-71.

Etxeberria, U. *et al.* "Impact of polyphenols and polyphenol-rich dietary sources on gut microbiota composition", *J Agric Food Chem* 2013; 61: 9517-33.

Tzounis, X. *et al.* "Prebiotic evaluation of cocoa-derived flavanols in healthy humans by using a randomized, controlled, double-blind, crossover intervention study", *Am J Clin Nutr* 2011; 93: 62-72.

Moore, M. and J. Finley. "The precise reason for the health benefits of dark chocolate: mystery solved", 247th Meeting of the American Chemical Society, Dallas, 18 mars 2014.

第17章

Hecht, S.S. "Tobacco Smoke Carcinogens and Lung Cancer", *J Natl Cancer Inst* 1999; 91: 1194-210.

Doll, R. *et al.* "Mortality in relation to smoking: 50 years' observations on male British doctors", *BMJ* 2004; 328: 1519.

Fairchild, A.L. *et al.* "The renormalization of smoking? E-cigarettes and the tobacco "endgame"", *N Engl J Med* 2014; 370: 293-5.

Grana, R. *et al.* "E-cigarettes: a scientific review", *Circulation* 2014; 129: 1972-86.

Arem, H. *et al.* "Physical activity and cancer-specific mortality in the NIH-AARP Diet and Health Study cohort", *Int J Cancer* 2014; 135: 423-31.

Schmid, D. and M. Leitzmann. "Television viewing and time spent sedentary in relation to cancer risk: a meta-analysis", *J Natl Cancer Inst* 2014; 106: pii: dju098.

Giovannucci, E.L. "Physical activity as a standard cancer treatment", *J Natl Cancer Inst* 2012; 104: 797-9.

Di Castelnuovo, A. *et al.* "Alcohol dosing and total mortality in men and women: an updated meta-analysis of 34 prospective studies", *Arch Intern Med* 2006; 166: 2437-45.

Allen, N.E. *et al.* "Moderate alcohol intake and cancer incidence in women", *J Natl Cancer Inst* 2009; 101: 296-305.

Kwan, M.L. *et al.* "Alcohol consumption and breast cancer recurrence and survival among women with early-stage breast cancer: The Life After Cancer Epidemiology (LACE) Study", *J Clin Oncol* 2010; 28: 4410-6.

Green, A.C., G.M. Williams, V. Logan *et al.* "Reduced melanoma after regular sunscreen use: randomized control trial follow-up", *J Clin Oncol* 2011; 29: 257-63.

Zhang, M. "Use of tanning beds and incidence of skin cancer", *J Clin Oncol* 2012; 30: 1588-96.

Joossens, J.V. *et al.* "Dietary salt, nitrate and stomach cancer mortality in 24 countries. European Cancer Prevention (ECP) and the INTERSALT Cooperative Research Group", *Int J Epidemiol* 1996; 25: 494-504.

Lampe, J.W. "Spicing up a vegetarian diet: chemopreventive effects of phytochemicals", *Am J Clin Nutr* 2003; 78: 579S-83S.

Macpherson, H. *et al.* "Multivitamin-multimineral supplementation and mortality: a meta-analysis of randomized controlled trials", *Am J Clin Nutr* 2013; 97: 437-44.

Bjelakovic, G. *et al.* "Antioxidant supplements and mortality", *Curr Opin Clin Nutr Metab Care* 14 novembre 2013.

Giovannucci, E. *et al.* "Prospective study of predictors of vitamin D status and cancer incidence and mortality in men", *J Natl Cancer Inst* 2006; 98: 451-9.

Feldman, D. *et al.* "The role of Vitamin D in reducing cancer risk and progression", *Nat Rev Cancer* 2014; 14: 342-57.

Williams, S.C.P. "Link between obesity and cancer", *Proc Natl Acad Sci USA* 2013; 110: 8753-4.

Stewart, S.T. *et al.* "Forecasting the effects of obesity and smoking on U.S. life expectancy", *N Engl J Med* 2009; 361: 2252-60.

Chan, D.S. *et al.* "Red and processed meat and colorectal cancer incidence: meta-analysis of prospective studies", *PLoS One* 2011; 6: e20456.

Sinha, R. *et al.* "Meat intake and mortality: a prospective study of over half a million people", *Arch Intern Med* 2009; 169: 562-71.

Khafif, A. *et al.* "Quantitation of chemopreventive synergism between (-)-epigallocatechin-3-gallate and curcumin in normal, premalignant and malignant human oral epithelial cells", *Carcinogenesis* 1998; 19: 419-24.

Annabi, B. *et al.* "Radiation induced-tubulogenesis in endothelial cells is antagonized by the antiangiogenic properties of green tea polyphenol (-)epigallocatechin-3-gallate", *Cancer Biol Ther* 2003; 2: 642-9.

Shoba, G. *et al.* "Influence of piperine on the pharmacokinetics of curcumin in animals and human volunteers", *Planta Med* 1998; 64: 353-6.

Sehgal, A. *et al.* "Combined effects of curcumin and piperine in ameliorating benzo(a)pyrene induced DNA damage", *Food Chem Toxicol* 2011; 49: 3002-6.

E. Toledo *et al.*, "Mediterranean Diet and Invasive Breast Cancer Risk Among Women at High Cardiovascular Risk in the PREDIMED Trial: A Randomized Clinical Trial", *JAMA Intern Med.*, doi:10.1001/jamainternmed.2015.4838, publié en ligne le 14 septembre 2015.

Kakarala, M. *et al.* "Targeting breast stem cells with the cancer preventive compounds curcumin and piperine", *Breast Cancer Res Treat* 2010; 122: 777-85.

Liu, R.H. "Potential synergy of phytochemicals in cancer prevention: mechanism of action", *J Nutr* 2004; 134: 3479S-85S.

●索引●

URL https://www.daiichi-shuppan.co.jp

上記の弊社ホームページにアクセスしてください。

＊訂正・正誤等の追加情報をご覧いただけます。

＊書籍の内容、お気づきの点、出版案内等に関する
お問い合わせは、「ご意見・お問い合わせ」専用
フォームよりご送信ください。

＊書籍のご注文も承ります。

＊書籍のデザイン、価格等は、予告なく変更される
場合がございます。ご了承ください。

がんと戦う食べ物たち―食事によるがん予防―

令和5（2023）年7月31日　　　　　　初版第1刷発行

完 訳 者	吉 村 悦 郎
発 行 者	井 上 由 香
発 行 所	第 一 出 版 株 式 会 社
	〒105-0004　東京都港区新橋5-13-5新橋MCVビル7階 電話 (03) 5473-3100　FAX (03) 5473-3166
印刷・製本	エ デ ュ プ レ ス

※著者の了解により検印は省略
定価は表紙に表示してあります。乱丁・落丁本は，お取替えいたします。

©Yoshimura, E., 2023

ISBN978-4-8041-1467-5　C1047